ANGIOGRAFIA
IN RISONANZA MAGNETICA
Per il tecnico di radiologia

ANDREA FORNERIS

INTRODUZIONE

Tecnica rinomata e conosciuta in tutti gli ambiti medici, l'angiografia consente lo studio per immagini dei distretti vascolari, arteriosi, venosi, centrali e periferici. Ad oggi, in ambito radiologico, le metodiche specifiche con questa finalità sono l'angiografia per cateterismo, l'angio-TC, l'angio-RM e l'ecografia.

L'angiografia digitale per cateterismo rappresenta da molti anni il gold standard per l'analisi dei vasi, ma è caratterizzata da alcuni aspetti negativi (l'invasività, l'utilizzo di radiazioni ionizzanti e l'utilizzo di mezzi di contrasto potenzialmente nefrotossici). L'angio-TC è un'esame di qualità diagnostica elevata ma anch'esso, ad esclusione dell'assenza di invasività dell'accesso diretto arterioso, può presentare limitazioni dovute all'utilizzo di mezzi di contrasto iodati e all'esposizione radiante.

L'angiografia per risonanza magnetica ha rappresentato fin dagli anni 80 una metodica alternativa a quelle appena citate, presentando da subito caratteristiche favorevoli che ne hanno stimolato lo sviluppo tecnico. La rapida evoluzione delle componenti hardware delle apparecchiature RM, della tecnologia utilizzata nella costruzione delle bobine recettrici e le soluzioni introdotte nelle sequenze hanno portato ad una incredibile espansione del campo applicativo della metodica fino a coprire attualmente tutti i distretti anatomici.

Per quanto caratterizzata comunque da possibili controindicazioni (compatibilità con il campo magnetico e la Radiofrequenza, claustrofobia), l'Angio-RM (sigla internazionale MRA Magnetic Resonance Angiography) presenta molteplici vantaggi:

- effettuare acquisizioni senza mezzo di contrasto
- sincronizzare l'acquisizione con il ciclo cardiaco
- eseguire calcoli di flusso
- esaminare non solo il contenuto del vaso ma anche la parete ed i tessuti circostanti.

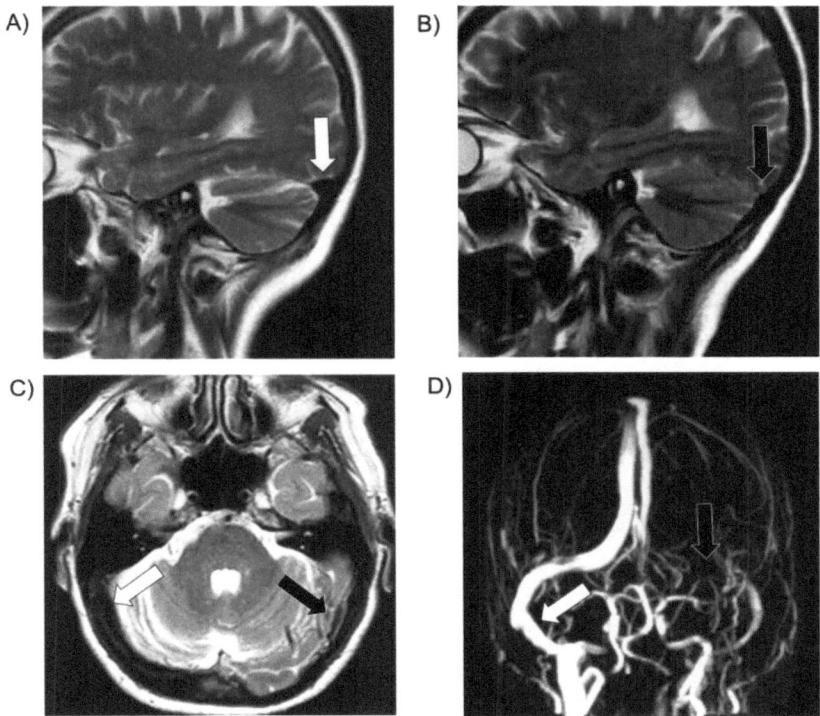

Fig 1: A) Sezione Sagittale TSE T2 con sezione sul seno trasverso di destra ben visibile con segnale vuoto (freccia bianca) B) Sezione Sagittale TSE T2 con sezione sul seno trasverso di sinistra non riconoscibile con il classico segnale vuoto (freccia nera) C) Sezione assiale TSE T2 passante per i seni trasversi, a destra bene riconoscibile, a sinistra non distinguibile D) Sequenza angiografica che dimostra l'assenza di flusso nel seno venoso trasverso di sinistra.

L'ultima caratteristica citata è comunque all'esame TC, ma le due metodiche presentano delle differenze sostanziali: se la TC ha il grande vantaggio di poter valutare le componenti calcifiche, la RM è invece caratterizzata da maggiori informazioni di contrasto tissutale sia nel contesto della parete sia dei tessuti perivascolari.

La somministrazione del mezzo di contrasto paramagnetico è utilizzata in alcune delle differenti tecniche di acquisizione che verranno descritte in questo capitolo. Il suo ruolo, le modalità di somministrazione e le tempistiche devono essere contestualizzate sia alla tecnica di aquisizione scelta sia alla finalità diagnostica dell'indagine.

Prima di entrare nel merito degli aspetti tecnici di ciascuna sequenza è importante definire la semeiologia vascolare nelle sequenze di acquisizione tradizionale, esaminando allo stesso tempo il concetto di flusso, per poi capire come ottenere il massimo delle informazioni diagnostiche dai dati acquisiti.

CONSIDERAZIONI INIZIALI

Johann Wolfgang von Goethe scriveva "Blood is a very special juice", citazione assolutamente adeguata alla complessità del ruolo del sangue nelle differenti acquisizioni RM.

In Risonanza Magnetica infatti, se da un lato il segnale del sangue può variare in relazione alla sua sede (intra o extravascolare), dall'altro devono essere considerate tutte le problematiche legate alle caratteristiche del flusso, sia di tipo macroscopico massivo sostanzialmente lineare ma pluridirezionale, sia di tipo perfusivo a livello microscopico: le caratteristiche perfusive non verranno però trattate in questo capitolo, si consiglia quandi al lettore di approfondire l'argomento con letture specifiche sull'argomento.

Anche il meccanismo di trasformazione chimica e la semeiologia del sangue in sede extravascolare esulano sostanzialmente dall'interesse di questa sezione, ci limiteremo quindi a fornire una schematizzazione generica relativa ai 5 principali stadi e alla relativa variazione nel tempo del segnale del sangue non in movimento in sede extra vascolare.

Iperacuto (ossiemoglobina intracellulare)   iso sia in T1 che in T2

Acuto 1-2 giorni deossiemoglobina intracellulare   T2 ipo   T1 iso

Subacuta precoce 2-7 giorni metaemoglobina intracellulare
       T1 iso -> iper

T2 ipo

subacuta tardiva (10-30 giorni) metaemoglobina extracellulare

T1 iper

T2 iper

Cronico, emosiderina intracellulare

T1 ipo

T2 ipo

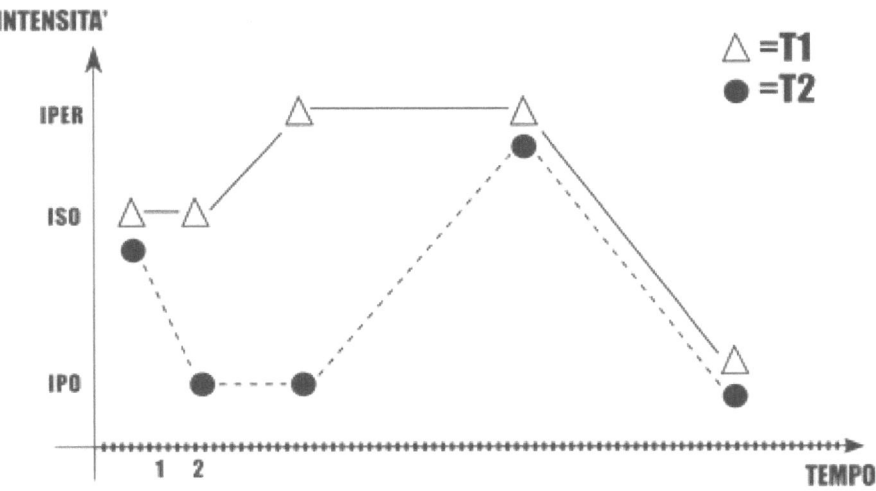

Fig 2 Rappresentazione temporale dell'intensità di segnale T1 e T2 del sangue extravascolare

Il flusso è quindi il fattore che maggiormente determina la variabilità di segnale del sangue nel compartimento intra-vascolare: esso è infatti generalmente lineare, con direzione variabile che segue l'asse maggiore dello sviluppo del vaso interessato, con portata e velocità variabili non solo in relazione alla centralità del vaso ma anche della fase del ciclo cardiaco. Entrando poi nel dettaglio delle caratteristiche del flusso, è necessario considerare l'esistenza di tratti di flusso turbolento o accelerazioni dovute a stenosi, variabili che possono creare artefatti o misregistrazioni del segnale. In alcune tecniche di imaging angiografico per Risonanza Magnetica questi dettagli relativi al tipo di flusso determineranno delle differenze sostanziali dell'immagine risultante.

EFFETTO VOLO, TIME OF FLIGHT

La lettura di questo capitolo richiede la conoscenza di base del processo di acquisizione del segnale RM, che riassumendo è caratterizzato dall'invio di un impulso di radiofrequenza agli spin che, eccitati, ritornano poi allo stato di equilibrio emettendo un segnale di ritorno che viene captato ed interpretato dall'apparecchiatura secondo una serie di coordinate spaziali rese possibili da differenti codifiche di frequenza e di fase.

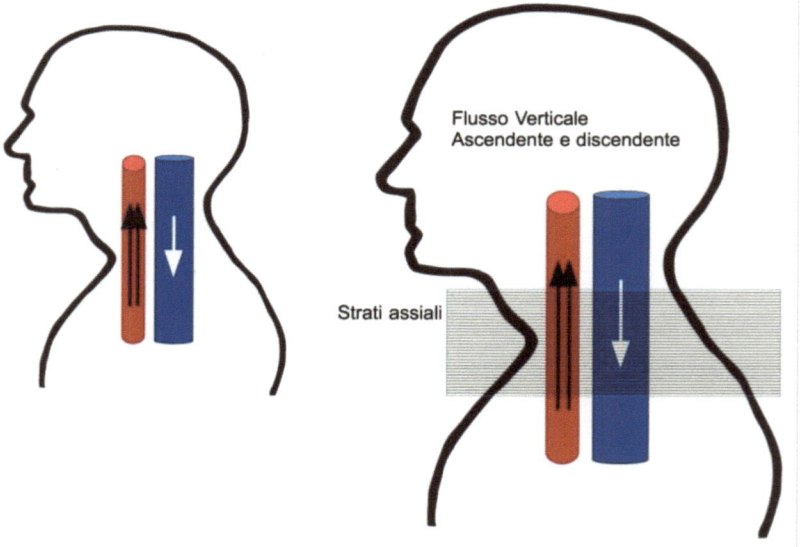

Fig 3 Raffigurazione semplificata del flusso dei vasi della regione cervicale.

Il flusso, accennato precedentemente, causa lo spostamento degli spin del sangue sia dall'esterno dello strato eccitato all'interno dello stesso, sia dallo strato al di fuori di esso: entrambi i meccanismi fanno parte del concetto generale dell'effetto volo ma seguono due concetti differenti.

Gli spin del sangue entrante in un insieme di strati sono caratterizzati da una magnetizzazione longitudinale massima, che verrà tradotta in una spiccata iperintensità, in particolare nei primissimi strati di pacchetti di scansione perpendicolari alla direzione di flusso: questo effetto viene definito "effetto inflow" ed è visibile nella maggior parte delle acquisizioni (SE, TSE, GRE, ecc). La progressione degli stessi spin attraverso gli strati adiacenti determina una progressiva perdita di tale iperintensità a causa della corrispondente progressiva saturazione del segnale. L'iperintensità viene mantenuta più a lungo nei vasi con maggior velocità di flusso ed ovviamente il fenomeno non si verifica se vengono utilizzate bande di presaturazione spaziale.

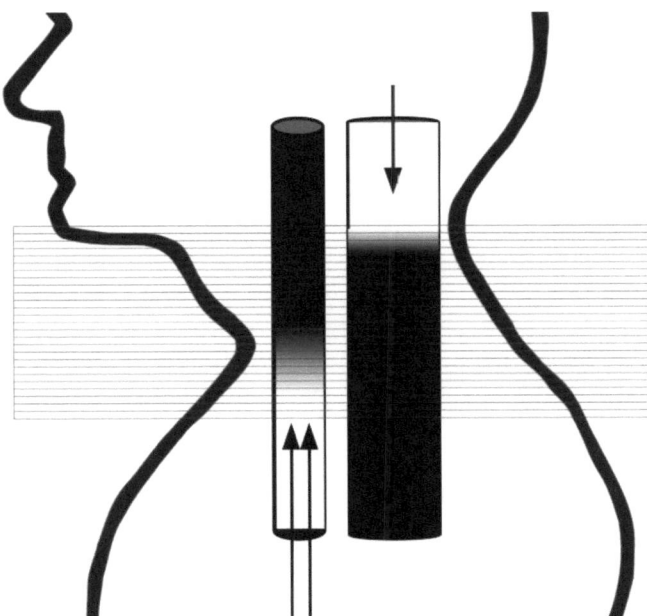

Fig 4 Effetto inflow nei primi strati di un pacchetto di slice assiali, con iperintensità del contenuto dei vasi entranti, effetto di saturazione più rapido nel vaso a flusso più lento.

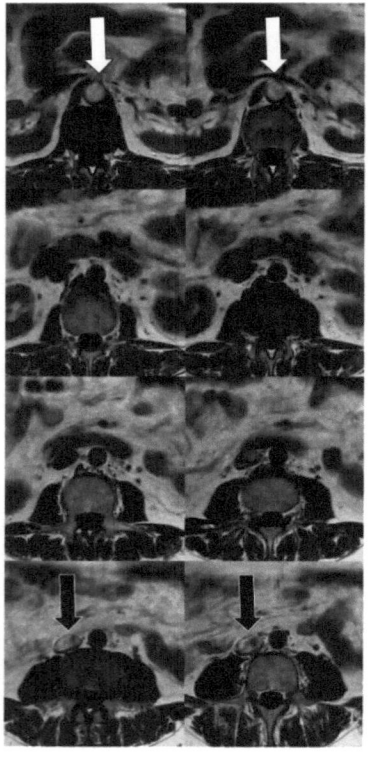 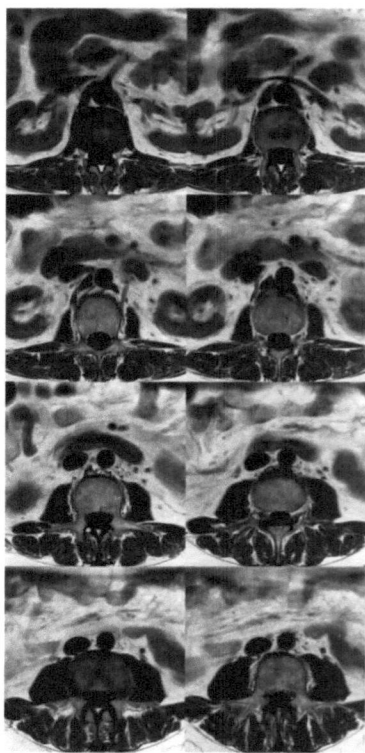

Fig 5 A) Sequenza TSE T1, piano assiale, con visualizzazione di effetto di ipersegnale inflow superiormente nel contesto dell'aorta ed inferiormente nella vena cava. Il resto degli strati presenta segnale vuoto intravascolare. B) Stessa seqeunza ripetuta con l'utilizzo di 2 presaturazioni spaziali assiali parallele al piano di studio. L'effetto inflow non è più presente.

Il fenomeno di flusso condiziona anche il segnale dei vasi all'interno dei pacchetti di acquisizione a causa dello spostamento degli spin eccitati durante la serie di impulsi relativi ad uno strato specifico. Per sequenze con lunghi intervalli tra gli impulsi, un determinato campione di sangue presente nello strato al momento della prima eccitazione di 90° effettuerà uno spostamento che lo porterà al di fuori dello strato nel momento del successivo impulso a 180°, con impossibilità di effettuare correttamente la rifocalizzazione necessaria a generare il tipo di echo desiderato. Contestualmente a questo meccanismo si verifica anche una progressiva ed importante dispersione delle fasi degli spin eccitati, che accelerano la perdita di segnale. Il risultato sarà quindi l'assenza di segnale nel vaso (segnale vuoto – signal void)

L'effetto non si verifica nelle sequenze di impulsi che eseguono le operazioni di stimolazione e lettura più velocemente e senza impulso di rifocalizzazione: le gradient echo in particolare permettono di ottenere il massimo segnale intravascolare, almeno in determinate condizioni, come vedremo successivamente per la tecnica TOF.

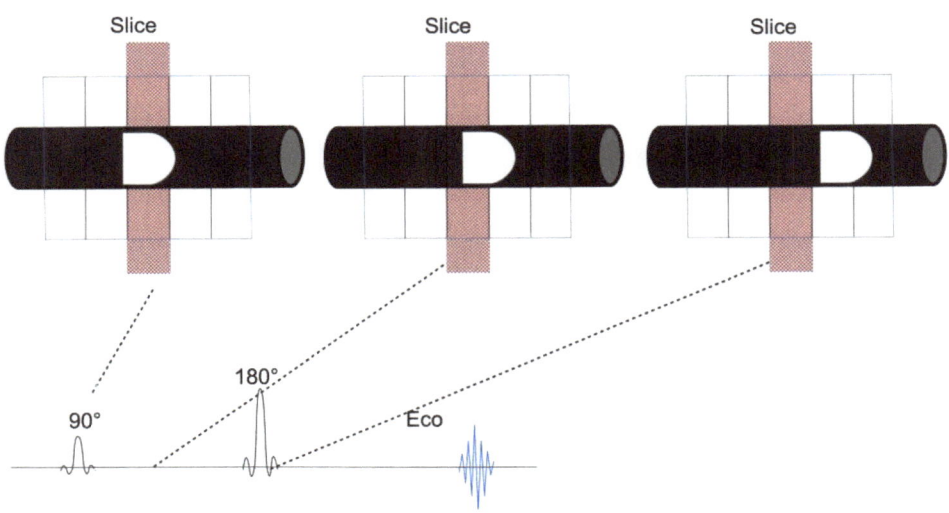

Fig 6 Raffigurazione temporale di 3 fasi di passaggio del campione di sangue in uno strato studiato con sequenza ad impulsi lenti.

LO STUDIO DEI VASI

La valutazione dei vasi non è una caratteristica esclusiva delle tecniche angiografiche, ma può essere effettuata su differenti tipi di sequenze anche non effettuate con la suddetta finalità.

In particolare è possibile schematizzare le metodiche disponibili anche sulla base del tipo di risultato iconografico ottenuto e sul tipo di informazioni ottenibili.

SEQUENZE A SANGUE NERO: sono tutte le acquisizioni che restituiscono segnale vuoto dal sangue, solitamente acquisite senza mezzo di contrasto e molto utili nella valutazione della parete del vaso e dei tessuti limitrofi. L'assenza di segnale consente comunque di fornire informazioni utili anche sul contenuto del vaso. Tra le sequenze che fanno parte di questa famiglia le SE, TSE, IR, ecc

SEQUENZE A SANGUE BIANCO: sono tutte le acquisizioni che visualizzano il sangue con iperintensità di segnale. Questo effetto può essere ottenuto grazie a differenti meccanismi fisici, suddivisibili a loro volta in:

- **TECNICHE TOF**: sfruttano l'effetto inflight del sangue; solitamente non forniscono informazioni utili sulla parete del vaso o sui tessuti limitrofi.

- **TECNICHE PHASE CONTRAST (PC)**: sfruttano la decodifica di fase dei tessuti; solitamente non forniscono informazioni utili sulla parete del vaso o sui tessuti limitrofi.

- **TECNICHE CONTRAST ENHANCEMENT (CE-MRA)**: sfruttano il primo passaggio del mezzo di contrasto paramagnetico nel vaso; solitamente non forniscono informazioni utili sulla parete del vaso o sui tessuti limitrofi.

- **TECNICHE CON SINCRONIZZAZIONE CARDIACA**: sfruttano la differenza di intensità del vaso nella sistole e nella diastole; solitamente non forniscono informazioni utili sulla parete del vaso o sui tessuti limitrofi.

- **TECNICHE bSSFP:** sequenze con particolare iperintensità intrinseca dei vasi; forniscono anche informazioni utili sia sulla parete del vaso sia sui tessuti limitrofi.

- **SEQUENZE T1 3D DOPO MEZZO DI CONTRASTO:** sono caratterizzate da iperintensità dei vasi causata dalla presenza di mezzo di contrasto paramagnetico; forniscono anche informazioni utili sia sulla parete del vase sia sui tessuti limitrofi.

- **SEQUENZE SWI PER VENOGRAMMA:** sfruttano la presenza di deossiemoglobina nel sangue per offrire elevato contrasto tra parenchima e vene.

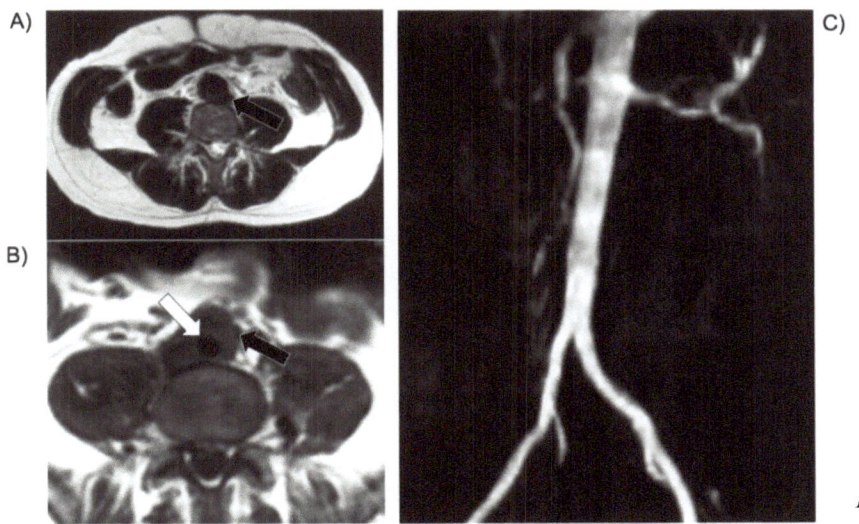

Fig.7
A) Sequenza TSE T2 assiale passante per la porzione inferiore dell'aorta addominale, di calibro sostanzialmente normale ma inglobata in un manicotto di tessuto proliferativo extravascolare (freccia nera) B) Sezione TSE T1, con evidente differenza di segnale tra la porzione intravascolare (segnale vuoto – freccia bianca) e la porzione extravascolare (segnale isointenso – freccia nera). C) Acquisizione angiografica a sangue bianco che non dimostra alcun difetto patologico e livello del vaso.

SEQUENZE TRADIZIONALI E SEMEIOLOGIA DI BASE

Le immagini RM ottenute con sequenze tradizionali hanno caratteristiche di segnale specifiche e semplicemente schematizzabili, che però posso subire variazioni in relazione ai valori utilizzati nei parametri più importanti ed alla presenza di bande di presaturazione o alla compensazione del flusso.
E' possibile fare una suddivisione principale in relazione all'intensità di segnale del contenuto dei vasi:
- le sequenze chiamate BlackBlood (con sangue nero, segnale vuoto): in questo gruppo vengono ovviamente incluse tutte le sequenze con impulsi di inversione specifici, utilizzate principalmente in Imaging Cardiaco o dell'aorta, che permettono di annullare perfettamente il segnale del vaso. Anche se le sequenze Black Blood hanno caratteristiche specifiche, possono essere accostate ad altre sequenze che non hanno indirizzo specifico vascolare ma che restituiscono segnale vuoto dai vasi (SE, TSE, FLAIR, STIR ecc...).
- sequenze Bright Blood (con iperintensità di segnale del contenuto del vaso): che sono caratterizzate da iperintensità del sangue senza necessità di mezzi di contrasto esogeni. (GRE, Balanced)
Scegliamo arbitrariamente la zona addominale come tratto di riferimento, per la concomitanza di strutture vascolari arteriose e venose, strutture muscolari, segmenti ossei con cavità liquorali e tessuto adiposo. Nelle sequenze più utilizzate Turbo Spin Echo il segnale dei tessuti carnosi/muscolari presenta intensità media T1 e lieve ipointensità T2, mentre il grasso è sostanzialmente iperintenso in entrambe le ponderazioni. Nella pesatura T1 il TR è relativamente corto ma non sufficientemente per ottenere l'iperintensità data dal sangue in entrata, mentre il TE è sufficientemente corto da creare spesso condizioni di non completa fuoriuscita del sangue dallo strato soprattutto per i flussi più lenti come quelli venosi: il segnale risulta quindi quasi sempre disomogeneo e variabile con spot iper e ipointensi. L'utilizzo di presaturazioni parallele al pacchetto di strati e perpendicolari all'asse maggiore del vasompuò eliminare gli artefatti da flusso e migliorare l'assenza di segnale. Il segnale vuoto intravasale può essere più

semplice da ottenere con l'utilizzo di TE più lunghi (18-22ms).
Nelle ponderazioni T2 invece il TE è sufficientemente lungo da ottenere una completa fuoriuscita del sangue eccitato dallo strato, permettendo di ottenere una buona omogeneità e segnale vuoto. La TSE T2 è la sequenza più utile per la valutazione dei vasi nei protocolli non finalizzati allo studio vascolare.
Anche le sequenze IR (FLAIR, STIR) forniscono generalmente segnale vuoto dei vasi, almeno quelli con una determinata velocità. In questa famiglia, esistono particolari sequenze di impulsi, solitamente doppi, che consentono di annullare perfettamente il segnale del contenuto del vaso.

Entrando nel merito delle sequenze di impulsi con tempi più veloci (in partocolare le GRE) è possibile notare come il segnale dei vasi ha un'aspetto opposto alla famiglia di sequenze viste in precedenza: l'iperintensità di segnale è quasi sempre presente soprattutto nei vasi entranti perpendicolarmente al pacchetto di strati.
Un ruolo a se lo ricoprono le sequenze Balanced, che verranno analizzate nel dettaglio più tardi.

Tutte queste sequenze, seppur permettendo la valutazione delle strutture vascolari, non vengono definite prettamente angiografiche.

SEQUENZE BLACK BLOOD

Chiamate anche Dark Blood, queste sequenze non sono utilizzate per generare immagini di tipo angiografico, ma sono particolarmente utili per la valutazione delle pareti vasali e delle patologie correlate (placche, dissezioni, trombi). Esistono differenti sequenze di impulsi che permettono di ottenere questo risultato, le più utilizzate sono caratterizzate da un doppio impulso di inversione, uno non selettivo seguito da uno selettivo che restituisce segnale esclusivamente dai tessuti che non hanno subito variazioni di posizione, mentre il segnale del sangue in movimento è nullo,
Purtroppo questo tipo di sequenze necessitano di gating cardiaco e sono quindi caratterizzate da lunghi tempi di acquisizione e da

limitazione nel numero di strati.
Sono possibili ponderazioni sia in T2 sia in T1 anche con soppressione del grasso, che permettono rispettivamente la rilevazione di aree necrotiche intramurali o di tipo emorragico, oltre a fibrosi o contenuto lipidico.
I maggiori campi di applicazione sono quello cardiaco, l'aorta e rami secondari, e le carotidi.

L'USO DEL MEZZO DI CONTRASTO IN ANGIO-RM

Alcune metodiche RM per studio angiografico prevedono la somministrazione di mezzo di contrasto paramagnetico per via endovenosa che presenta limitazioni legate alla natura esogena del prodotto. Uno dei fattori che negli ultimi anni ne ha maggiormente limitato l'utilizzo è il rischio di sviluppare una Fibrosi Nefrogenica Sistemica (Nephrogenic Systemic Fibrosis NSF) in particolare nei Pazienti con funzione renale compromessa. Dopo un periodo iniziale di allarmismo eccessivo, le restrizioni sull'utilizzo del gadolinio sono state ridimensionate, raccomandando comunque l'utilizzo di minor dose per i pazienti con funzione renale al di sotto della norma (eGFR >30-60), sconsigliandone fortemente l'utilizzo nei casi di insufficienza renale grave (eGFR <30) e dichiarandolo controindicato nei casi di dialisi avanzata (eGFR <15).
Questo tipo di raccomandazioni può subire evoluzioni nel tempo, si consiglia quindi di fare sempre riferimento a letteratura aggiornata.

LE SEQUENZE ANGIOGRAFICHE

Le sequenze RM propriamente definite angiografiche sono quelle che consentono di analizzare direttamente il contenuto delle strutture vascolari, generalmente visualizzandolo con un'iperintensità di segnale.
Se nei primi anni '80 erano disponibili solo la tecnica Time Of Flight e la Phase Contrast, ad oggi è possibile scegliere tra numerosi approcci tecnici, tutti caratterizzati da vantaggi e svantaggi variabili a seconda

del distretto anatomico in studio.
Vedremo quindi in ordine le TOF, Phase Contrast, Contrast-enhanced con l'evoluzione in Time-Resolved e le ECG Gated. Successivamente verranno descritte le Balanced steady-state free procession (bSSFP) e le Volume T1 con mezzo di contrasto.
Verranno infine descritte alcune metodiche di post-processing per l'elaborazione del set di dati e la produzione di immagini diagnostiche ed iconografiche finali.

TOF

La tecnica TOF è una tecnica usata da lungo tempo, ma che riveste ancora oggi un ruolo chiave nello studio angio-rm, soprattutto per il circolo intracranico. Il principio con cui si ottengono le immagini è basato sul già descritto fenomeno inflow degli spin del sangue che entrano nel volume di studio con il massimo segnale non essendo ancora stati sovraccaricati della radiofrequenza e portati a saturazione.
Il concetto su cui si deve basare il ragionamento di lavoro sulle TOF è legato al doppio effetto contrapposto di:
- massimo segnale degli spin del sangue in entrata nel volume
- il segnale dei tessuti stazionari dev essere il più basso possibile, per aumentare il contrasto tra il due tipi di strutture
A questi si aggiungono altri fattori fondamentali che sono sempre validi in TOF:
- progressiva saturazione degli spin durante il decorso nel volume, a causa dell'accumulo di radiofrequenza
- l'iperintensità in entrata è maggiore per vasi perpendicolari al pacchetto di strati
- l'utilizzo di bande di presaturazione può eliminare completamente l'iperintensita delle strutture vascolari da esse interessate.

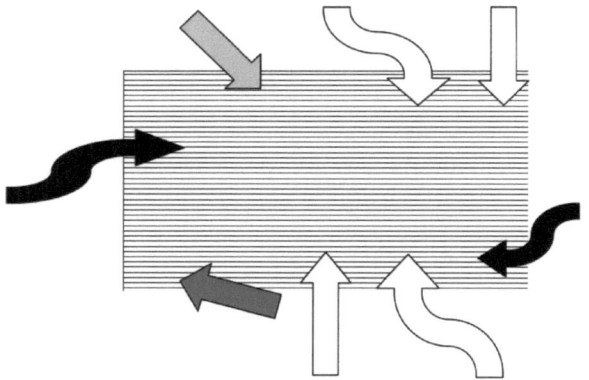

Fig.8 Intensità dei vasi nello strato in relazione all'angolo di arrivo nello stesso. La massima intensità si ottiene con la perpendicolarità.

Le migliori prestazioni per questi risultati si ottengono con l'utilizzo di sequenze gradient echo appositamente strutturate ,con tre parametri principali (TR, TE, FA) ben definiti e caratteristiche geometriche specifiche, tutte mirate a quella che è la necessità prioritaria sulle immagini acquisite: il massimo contrasto tra spin del sangue in movimento e strutture stazionarie.

La più chiara sottocategorizzazione della tecnica può definire due principali famiglie di TOF:
- le TOF2D, che hanno la caratteristica di acquisire uno strato alla volta, in progressione, e non essere affette quindi dal fenomeno di progressiva saturazione degli spin, considerato che il volume eccitato ha spessore minimo.
- le TOF 3D che hanno la caratteristica di eccitare la parte di studio in modo massivo e quindi affette dal fenomeno di saturazione progressiva degli spin con perdita di segnale.
Seppur possa apparire meno vantaggiosa la tecnica 3D, esistono alcuni stratagemmi atti a migliorarne il risultato. Tra l'altro alcuni problemi limitano fortemente l'utilizzo della TOF 2D.

Vediamo nel dettaglio.

- **TOF 2D**

Come accennato nel paragrafo introduttivo la tecnica TOF 2D basa il proprio concetto di applicazione sul fatto che ciascun singolo strato del volume venga acquisito separatamente, anche da un punto di vista temporale. Semplificando in termini pratici viene prima acquisito lo strato numero 1, poi il numero 2, poi il 3 e così via. Con questa metodica di eccitazione degli spin non esiste l'effetto di saturazione progressiva del segnale intravascolare, con la possibilità di acquisire gli strati dal primo all'ultimo con lo stesso dipo di intensità di segnale. I vantaggi più importanti di questa caratteristica si possono notare nello studio di strutture vascolari con lunghezza molto sviluppata, come i Tronchi Sovraaortici, l'Aorta e la Vena cava.

L'utilizzo di una presaturazione spaziale può inibire il segnale di strutture vascolari entranti nello strato, in un senso o nell'altro, in relazione al vaso che si desidera mantenere visualizzato. Una particolare caratteristica delle presaturazioni utilizzate in TOF 2D è quella di non rimanere fisse sul primo o sull'ultimo strato del pacchetto, ma di lavorare sempre alla distanza minima consentita dallo strato che è in quel momeno acquisito, assicurando quindi il massimo rendimento della saturazione.

La TOF 2D offre i maggiori vantaggi rispetto alla tecnica 3D nello studio dei vasi a flusso lento, come quelli venosi perchè, a differenza delle seconde, non provoca un veloce crollo del segnale degli spin entranti nello strato.

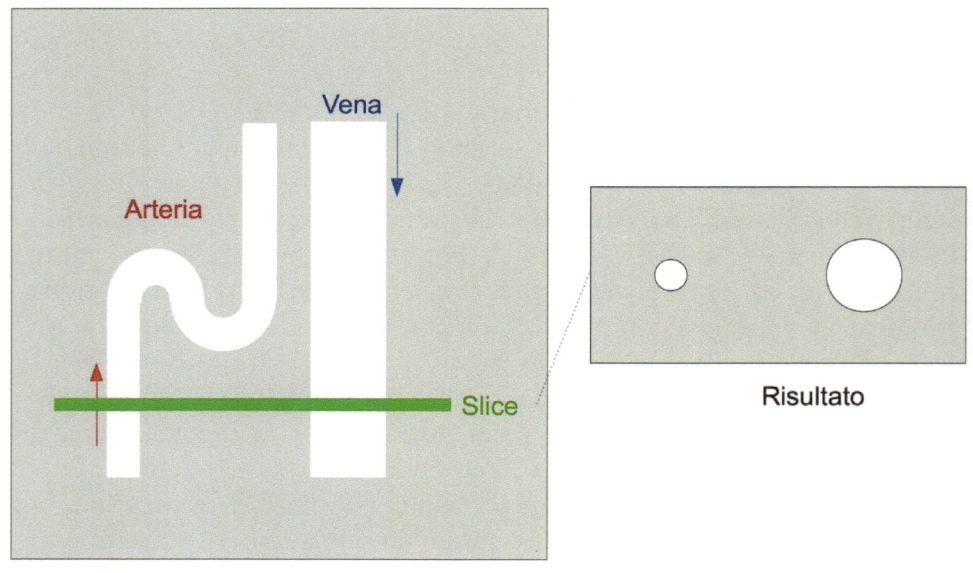

Risultato

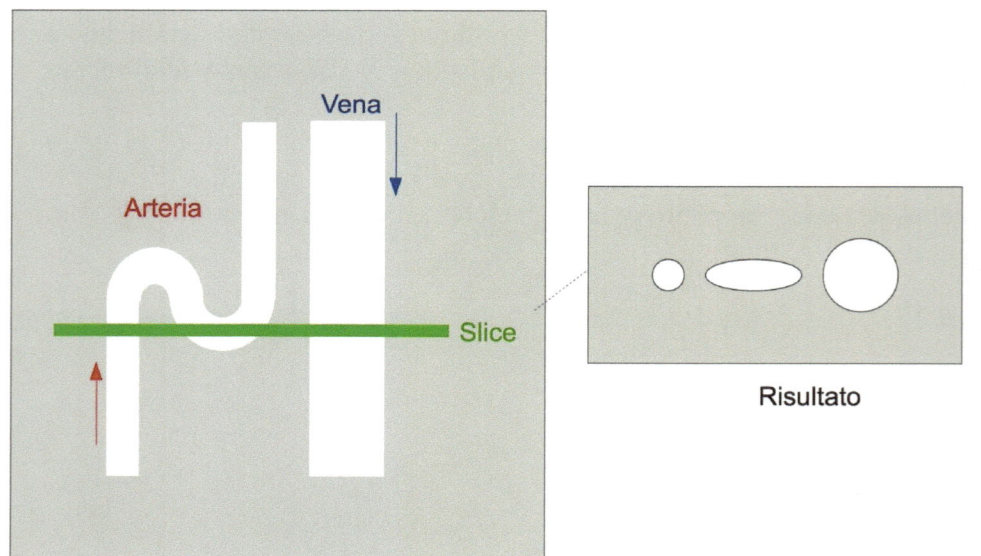

Risultato

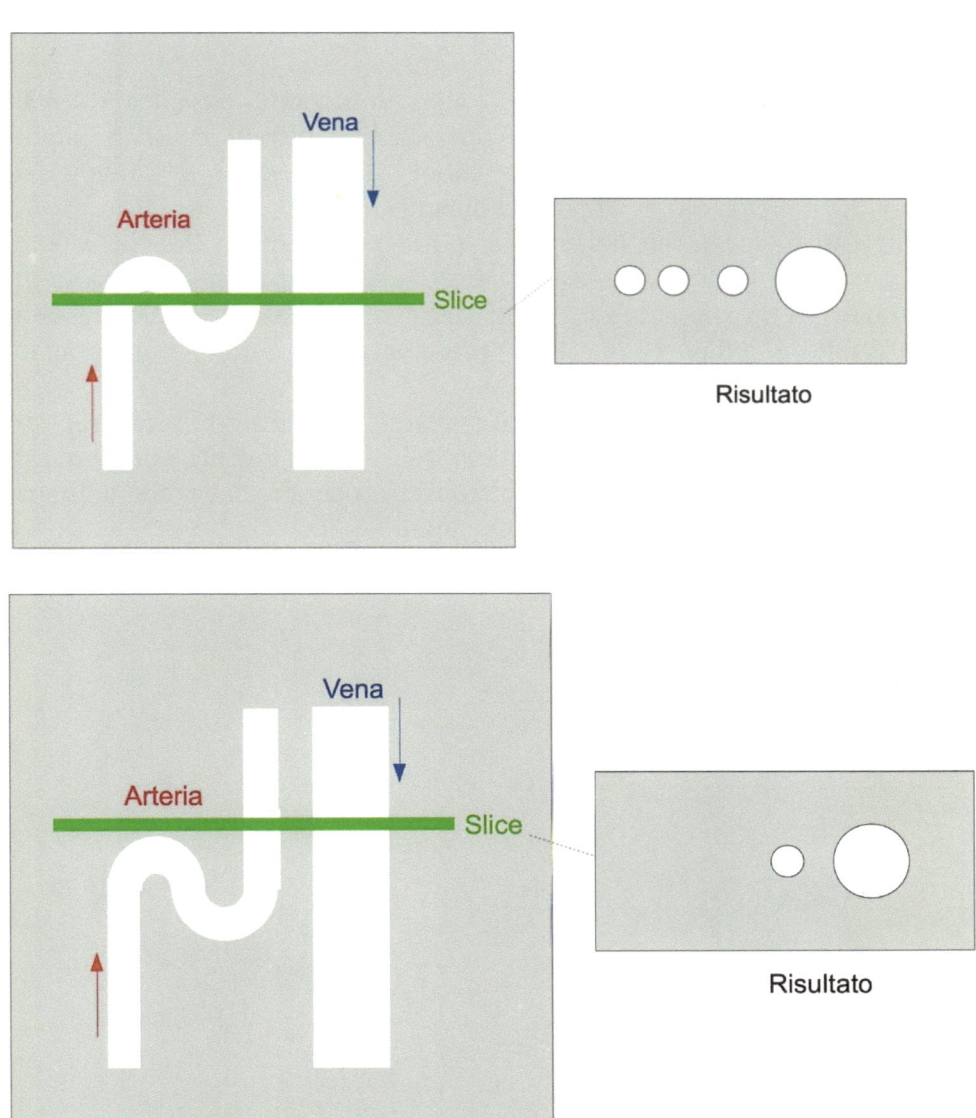

Fig 9 a,b,c e d: Strati 2D con posizioni a salire di un'arteria caratterizzata da tortuosità e flusso in salita e vena rettilinea con flusso in discesa. In assenza di presaturazione tutti i vasi entranti perpendicolarmente allo strato assumono intensità elevata.

Purtroppo i limiti della tecnica non sono pochi:

- non è possibile lavorare a spessori submillimetrici a causa del crollo di segnale generale dell'immagine. Spessori più elevati causano minor risoluzione spaziale nelle ricostruzioni MPR o MIP e limitano la visibilità delle patologie di piccole dimensioni
- in caso di tortuosità del vaso si potrà verificare un doppio effetto negativo con la diminuzione di segnale a causa di un minor angolo di entrata rispetto allo strato e la possibilità che il vaso venga interessato dall'effetto della banda di presaturazione, con conseguente annullamento del segnale.
- la pulsazione vascolare può creare significativi problemi di disomogeneità del segnale tra uno strato e l'altro, diventa quindi quasi indispensabile l'utilizzo della sincronizzazione cardiaca che allunga notevolmente i tempi di acquisizione totali.

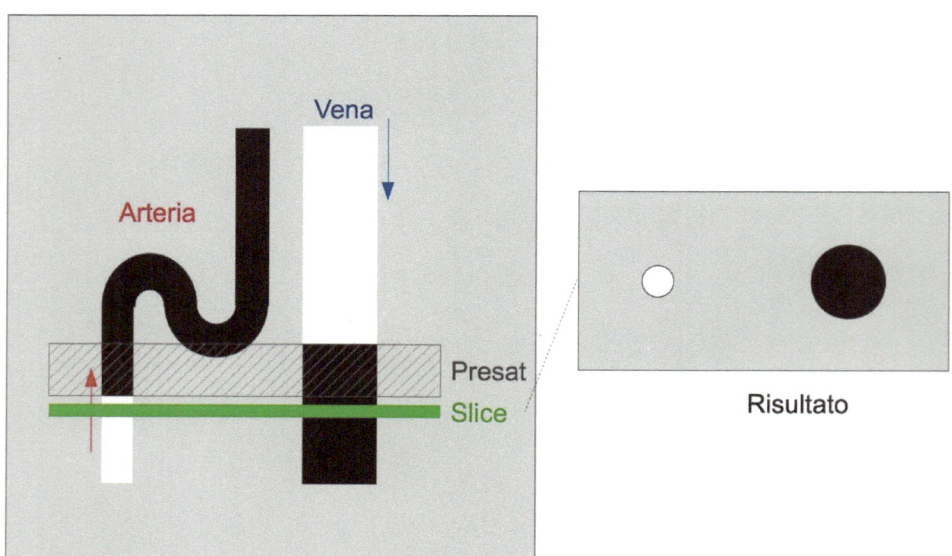

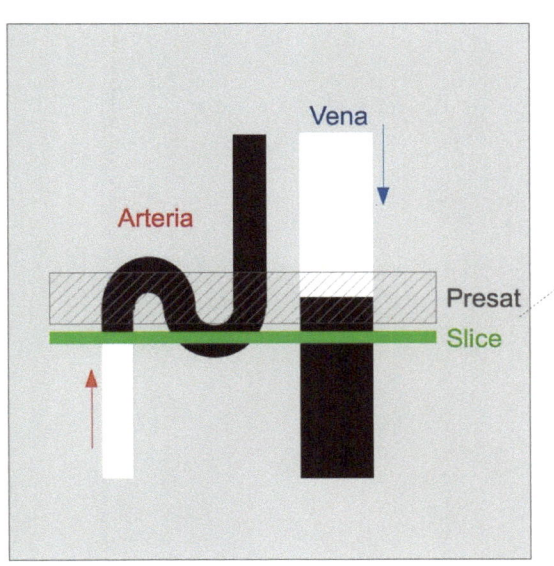
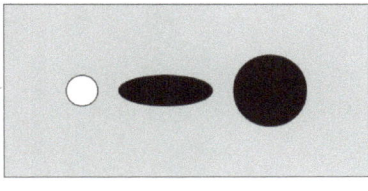

Risultato

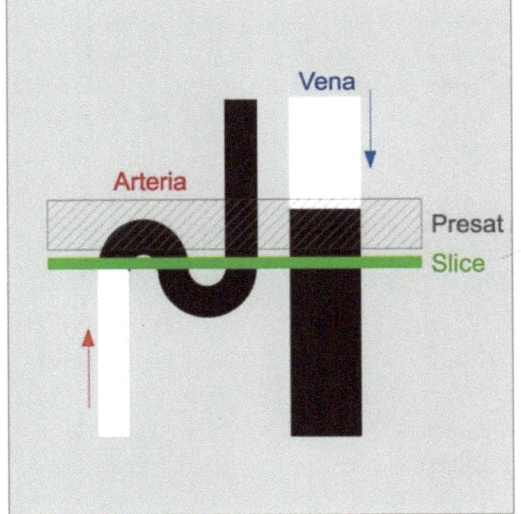
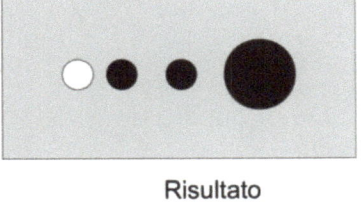

Risultato

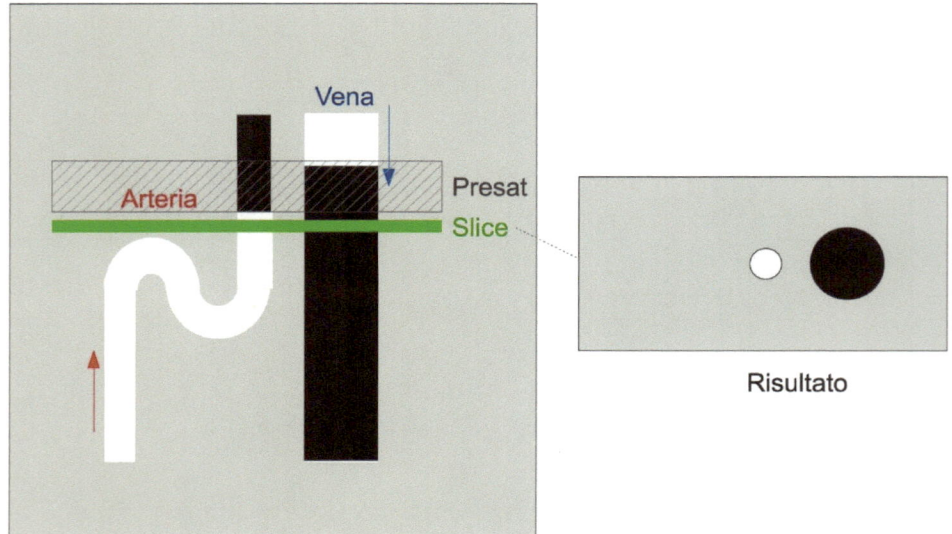

Fig 10 a,b,c e d   Strati 2D con posizioni a salire di un'arteria caratterizzata da tortuosità e flusso in salita e vena rettilinea con flusso in discesa. La presaturazione in posizione craniale adiacente allo strato annulla l'iperintensità di tutti i tratti vascolari che hanno andamento discendente o che sono percorsi da sangue precedentemente saturato.Nel tratto tortuoso non viene assicurata l'iperintensità in tutta l'arteria, dimostrando uno dei punti deboli della sequenza.

I campi di applicazione della tecnica 2D, nell'ambito dell'insieme delle metodiche disponibili attualmente, sono comunque limitati anche se può ancora essere sfruttata per studi venosi, per localizzatori veloci selettivi vascolari, per studi successivi mirati o per ottenere dati di direzione di flusso in patologie particolari (nel furto della succlavia è possibile infatti ripetere la stessa sequenza con bande di presaturazione contrapposte per dimostrare che il flusso della vertebrale è invertito rispetto a quello degli altri vasi principali arteriosi del collo).

- **TOF 3D**

La TOF 3D rappresenta sicuramente l'angiografia per RM più utilizzata a livello globale, visto il suo interesse specifico per i circolo intracranico. In questo contesto offre un livello diagnostico ragguardevole grazie ad un'elevata risoluzione spaziale, buona copertura di campo e tempi di acquisizione relativamente accettabili: il suo punto forte rimane comunque la caratteristica di essere eseguita preferibilmente senza contrasto, pur prevedendo la possibilità di benificiare anche della presenza del gadolinio.
Entrando nello specifico della tecnica appaiono evidenti le differenze con la tecnica 2D: il fattore positivo per eccellenza è la possibilità di ottenere voxel di acquisizione di piccole dimensioni, sia come risoluzione in plane sia nel senso dello spessore, consentendo la ricostruzione di immagini ad altissima risoluzione che in ambito angiografico rappresentano un punto chiave.
L'altro vantaggio non meno importante è dato dalla minor sensibilità alla direzione del flusso all'interno del volume: pur permanendo la necessità di arrivo del flusso perpendicolare al piano del pacchetto, nel volume stesso la direzione può variare senza creare perdite di segnale problematiche. Questo diventa fondamentale, per esempio, nei sifoni carotidei che hanno andamento ad S e nei tratti orizzontali delle arterie cerebrali medie o delle posteriori.

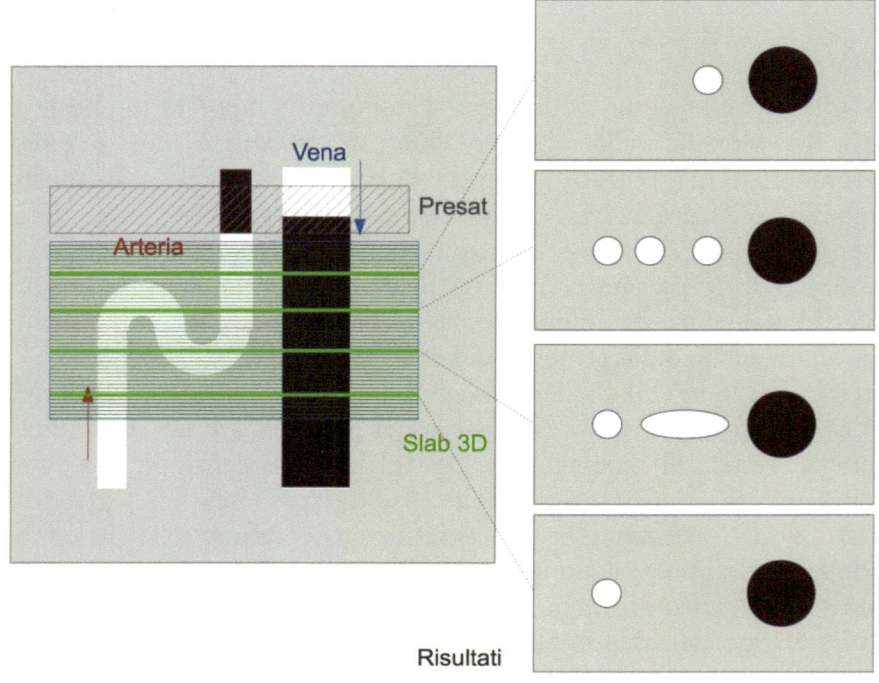

Fig 10 Acquisizione 3D di un'arteria caratterizzata da tortuosità e flusso in salita e vena rettilinea con flusso in discesa. L'utilizzo della presaturazione superiore al volume non crea problematiche all'iperintensità del vaso arterioso, neanche nel tratto tortuoso.

Purtroppo l'acquisizione 3D presenta anche alcune problematiche, in particolare quello della progressiva e veloce perdita di segnale del vaso all'interno del volume che ne limita pesantemente l'utilizzo su strutture vascolari con una determinata estensione. Un'altro fattore peggiorativo che è , per alcuni aspetti, legato alla perdita di segnale del vaso, è l'aumento globale del segnale dei tessuti statici all'aumento dell'altezza del volume: questo porta ad un minore contrasto tra strutture vascolari e tessuti statici. Tale aspetto ne limita fortemente l'utilizzo nell'ambio degli studi venosi.

E' quindi necessario capire quali sono i parametri della sequenza che maggiormente incidono su queste problematiche ed eventualmente applicare le opzioni tecniche studiate ad hoc per limitare la perdita di segnale. Volendo descrivere in un concetto unico le necessità delle

sequenze TOF si potrebbe dire che l'acquisizione deve poter fornire risoluzione elevatissima, anche su vasi di lunghezza elevata, fornendo il massimo del CNR, insieme alla possibilità di saturare il flusso venoso, ma senza fenomeni legati alla perdita progressiva del segnale del flusso e senza problematiche legate alla direzionalità.
Tra le caratteristiche tipiche dei parametri di questa sequenza:
- utilizzo di TE minimi per ridurre l'effetto di defasamento degli spin
- utilizzo di TR relativamente corti per ottenere il massimo della saturazione dei tessuti stazionari e una buona omogeneità di segnale del vaso, non inficiata dall'effetto della pulsazione vascolare. TR troppo brevi possono portare però anche ad una parziale saturazione del flusso in modo più significativo per flussi più lenti. Si tende quendi ad utilizzare TR tra i 20 e i 35ms.
- utilizzo di un buon compromesso di valori di FA: FA più elevati (30-35°) forniscono un maggior segnale dei vasi ma anche maggiore progressiva saturazione degli spin con scarsa visualizzazione dei rami distali. Solitamente si utilizzano angoli più bassi intorno ai 20-25°
- anche lo spessore di strato condiziona direttamente il contrasto dell'immagine. Spessori più elevati forniscono miglior SNR, che però in ANGIO-TOF può essere un fattore peggiorativo a causa del concomitante aumento del segnale dei tessuti stazionari. Allo stesso tempo sono meno efficaci nel meccanismo di ricambio degli spin del sangue con spin più freschi e limitano la risoluzione nelle ricostruzioni multiplanari. Il limite degli strati troppo sottili è la mancanza di sufficiente SNR per fornire immagini di qualità.

Tra i parametri aggiuntivi con effetto migliorativo nella TOF 3D:
- l'utilizzo della soppressione spettrale del grasso, che abbassa pesantemente il segnale di tutti i tessuti adiposi, molto importante nei distretti pre o extracranici.
- l'utilizzo della MTC (Magnetization Transfer Contrast), che abbassa il segnale dei tessuti statici, in particolare quello del parenchima cerebrale, aumentando il CNR del vaso.
- l'utilizzo di bande di presaturazione spaziale permettono di saturare flussi in arrivo da una delle due zone di entrata perpendicolari nel pacchetto.
Questi tre parametri provocano generalmente un aumento del tempo di

scansione, a causa dell'allungamento del TR minimo disponibile.

Nonostante i parametri chiave della sequenza vengano ottimizzati al massimo, il limite della progressiva saturazione degli spin in movimento rimarrà significativo sui volumi di studio estesi. Sono quindi state messe a punto 2 differenti tecniche utilizzabili anche contemporaneamente.
La meno efficace è quella che utilizza dei Flip Angle in aumento progressivo dal primo all'ultimo strato del volume che consente di sfruttare la massima intensità iniziale saturandola al minimo per poi cercare di stressare maggiormente il flusso nella parte finale del pacchetto. Essa non comporta particolari aumenti del tempo di acquisizione totale, ma ha un'efficacia solo su volumi contenuti. La tecnica viene denominata in modo differente dai vari produttori: TONE, Ramped Pulse, SSP, ISCE.
La tecnica più performante nella risoluzione del problema della saturazione progressiva del flusso è quella che può genericamente essere definita MultiVolume, che abbina i vantaggi della tecnica 3D nel contesto del singolo volume a quella 2D nell'utilizzo di blocchi di acquisizione volumetrica separati per una maggior copertura. I blocchi vengono spesso parzialmente sovrapposti, per evitare l'effetto scalino dovuto alla differente intensità di segnale del vaso in entrata ed in uscita. Come già detto la tecnica è molto efficace, ma costringe ad un significativo aumento dei tempi di scansione.

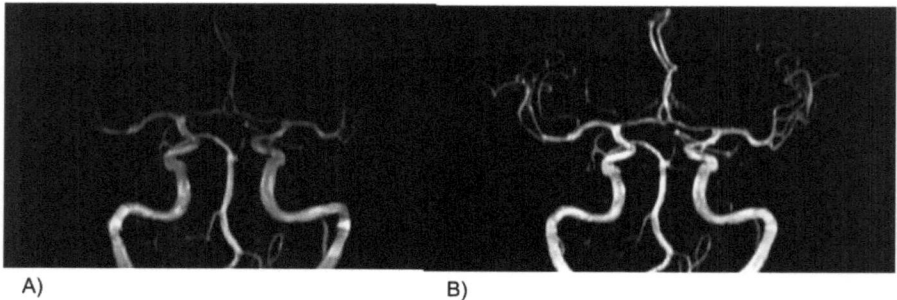

Fig 11 A) Acquisizione TOF 3D con unico volume, mancata visualizzazione dei rami arteriosi periferici. B) Tecnica multivolume che risolve il problema della progressiva saturazione degli spin.

Indipendentemente dal tipo di TOF utilizzata è necessario capire quali sono gli effetti del gadolinio sulle immagini risultanti. Se da un lato la presenza del mezzo di contrasto può migliorare la visualizzazione dei vasi periferici di piccolo calibro, dall'altro crea enormi problemi dovuti all'aumento del segnale dei tessuti statici che subiscono un enhancement (in particolare mucose e parenchimi) e dalla presenza delle strutture venose che non possono più essere saturate in modo efficace. Se nello studio del circolo arterioso intracranico la presenza di gadolinio può essere tollerata, considerando l'assenza di vere sovrapposizioni di strutture con elevato segnale, nel tratto parasellare e comunque nel distretto cervicale lo studio selettivo diventa sostanzialmente impossibile.

La sequenza angio-RM TOF 3D dopo mezzo di contrasto è di conseguenza utilizzata prevalentemente per lo studio di patologie in cui sono interessate contemporaneamente le strutture arteriose e quelle venose, come ad esempio nelle MAV o nelle fistole.

A)

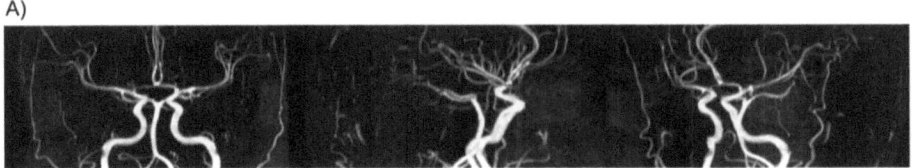

B)

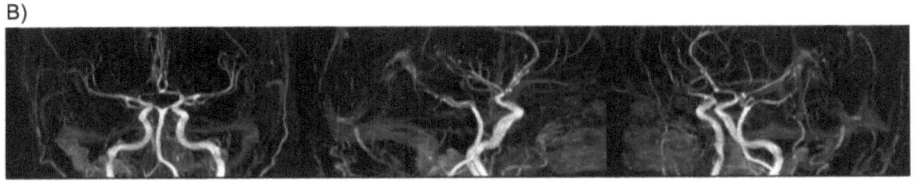

Fig 12 A) TOF 3D per studio selettivo arterioso con presaturazione craniale eseguito senza mezzo di contrasto. B) Stessa sequenza eseguita 1 minuto dopo somministrazione di singola dose di mezzo di contrasto. Notare come nonostante la presaturazione sia ancora attiva non è efficace nella soppressione dei vasi venosi. Tutte le immagini sono state ricostruite senza tagli selettivi.

PHASE CONTRAST

La tecnica Phase Contrast permette di ottenere segnali differenti tra nuclei in movimento e nuclei statici, studiando la componente di fase delle magnetizzazioni transverse.

Per comprendere al meglio il meccanismo di acquisizione dei dati di questa sequenza è necessario basarsi sul concetto di codifica di fase determinata dall'accensione di un gradiente dedicato: se i tessuti statici saranno caratterizzati da una fase direttamente correlabili al gradiente, gli spin in movimento presenteranno una fase differente in proporzione alla loro velocità.

Effettuando due misurazioni con l'applicazione di due gradienti di fase identici ma invertiti, tutti gli spin stazionari vedranno annullate le differenze di fase acquisite e ritorneranno ad una fase 0, mentre gli spin in movimento, continuando il loro percorso, saranno influenzati da gradienti di fase crescenti e ne subiranno quindi l'effetto diretto.

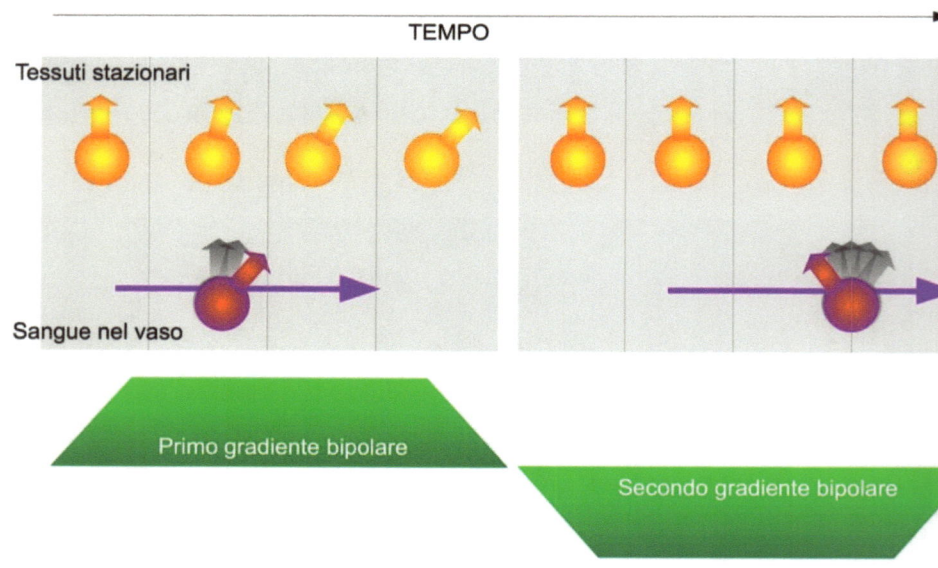

Fig 13 Schema dei gradienti utilizzati per l'aquisizione Phase Contrast

L'informazione di flusso sarà quindi ottenuta tramite la differenza dei dati delle due immagini acquisite, con variazioni da +180° a -180°.

Il risultato pratico dell'acquisizione è composto da 3 tipi di immagini:

- immagine modulo, con caratteristiche classiche delle immagini RM
- immagine di Fase
- immagine di mappatura della velocità risultante

Il parametro fondamentale che caratterizza le PC è il Velocity encoding (*V*enc), espresso in cm/s, che determina la velocità massima rilevabile dalla sequenza in entrambe le direzioni. Impostando quindi *V*enc=150cm/s è possibile rilevare velocità da -150cm/s a +150cm/s. Il *V*enc ideale è lievemente maggiore della velocità massima reale del vaso studiato: questo perchè *V*enc troppo elevate introducono rumore nel set di dati e *V*enc più basse del picco inducono ad artefatti di ribaltamento della codifica di fase con errori grossolani nella visualizzazione del flusso.

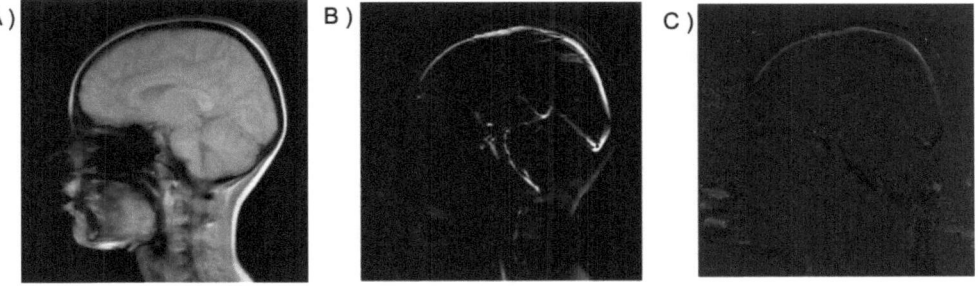

Fig 14 Tre immagini acquisite nella Phase contrast A) Modulo B) Fase C) Mappatura velocità

La tecnica ha due principali vantaggi: il completo annullamento del segnale dei tessuti statici e, nel caso dell'acquisizione 3D, l'indipendenza dalla direzione del flusso. Per contro, la tecnica è suscettibile ad artefatti in caso di movimento del paziente, nei flussi turbolenti ed in caso di errata selezione del Venc.

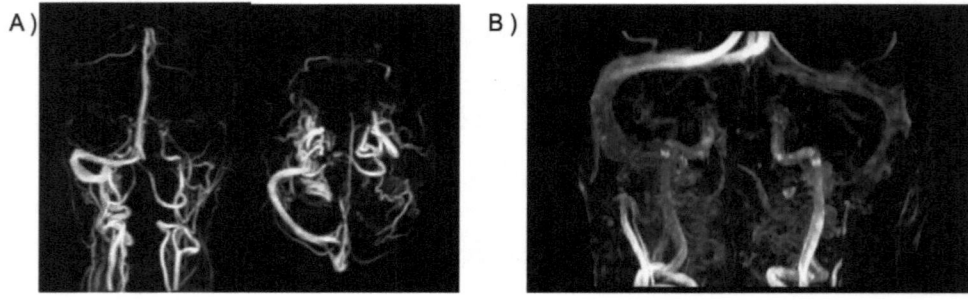

Fig 15 A) Immagine Phase contrast con scarsa visualizzazione del seno trasverso di sinistra che invece è ben visibile nell'acquisizione volumetrica dopo mezzo di contrasto (B)

La Phase Contrast permette quindi due tipi differenti di acquisizione, con diversi obiettivi diagnostici:

- l'acquisizione di immagini MORFOLOGICHE VASCOLARI, possibile con acquisizione 2D o 3D, con annullamento totale dei tessuti statici e segnale iperintenso del segnale del flusso in una o più direzioni. Lo studio morfologico richiede sempre elevata risoluzione spaziale portando ad aumenti anche importanti del tempo di acquisizione globale.

- valutazione QUANTITATIVA DEL FLUSSO, che studia uno o più cicli cardiaci completi con l'aiuto della sincronizzazione cardiaca, suddividendoli in numerose frazioni (12 circa) e che consente di ottenere informazioni relative alle velocità minime, medie e massime di ciascuna fase con calcolo del flusso unitario e flusso totole in ogni ciclo cardiaco. Il piano di studio deve essere sempre perpendicolare alla direzione del flusso, per evitare errori nella misurazione. Esistono comunque anche altri fattori che possono incidere sulla precisione dell'acquisizione di dati, in particolare si raccomanda di utilizzare una Venc più precisa possibile, matrici elevate soprattutto su vasi di piccole dimensioni, spessori limitati ed una buona risoluzione temporale all'interno del ciclo cardiaco.

Nella pratica clinica quotidiana la tecnica Phase Contrast è utilizzata ovviamente per lo studio quantitativo del flusso a livello di qualsiasi struttura vascolare, ma può essere facilmente utilizzata per la produzione di immagini morfologiche del sistema venoso cerebrale e dei vasi del collo, dei Tronchi Arteriosi sovra-aortici, meno frequentemente dei vasi addominali e periferici.

L'utilizzo del mezzo di contrasto a base di gadolinio non influisce sui risultati del calcolo di flusso, ma può migliorare il dettaglio su piccoli vasi grazie ad un aumento del SNR e del CNR.

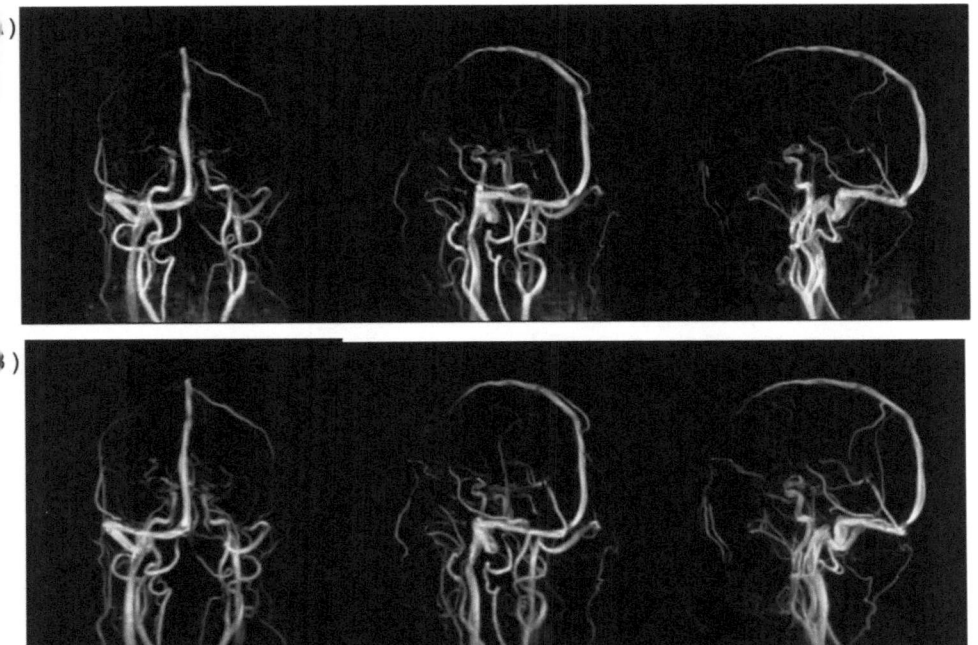

Fig16 A) Phase Contrast 3D eseguito senza mezzo di contrasto paramagnetico. B) Stessa sequenza ripetuta 1 minuto dopo somministrazione di singola dose di mezzo di contrasto, lieve incremento della visibilità dei piccoli vasi.

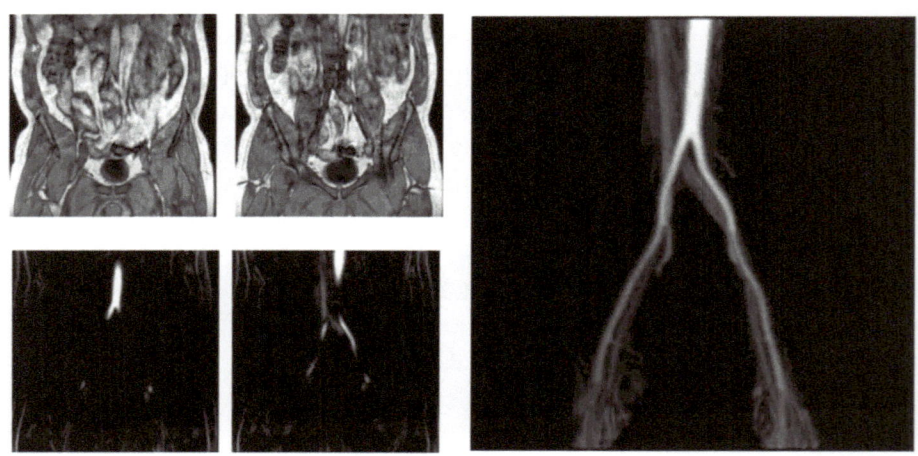

Fig 17: Acquisizioni, immagini modulo e fase, con ricostruzioni MIP a livello degli assi iliaci.

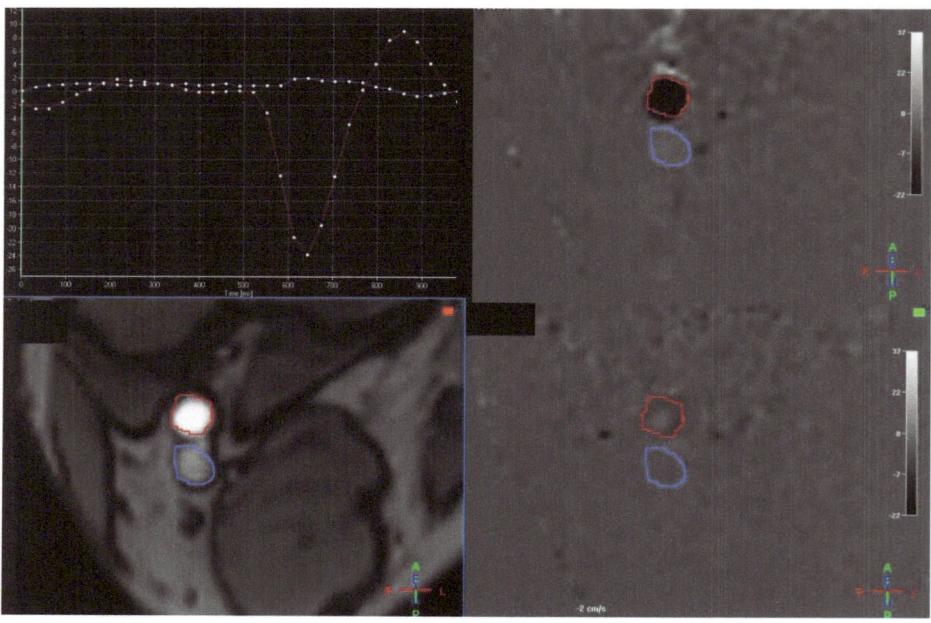

Fig 18 Analisi Phase contrast sui vasi poplitei (rosso-arteria, blu-vena) con diagramma temporale della variazione di flusso nel ciclo cardiaco(totale di 900ms).

CE-MRA

La tecnica Contrast Enhancement Magnetic Resonance Angiography (CE-MRA) sfrutta un principio simile a quello utilizzato in Angiografia Digitale per Sottrazione, cioè quello di acquisire i dati dell'immagine nell'istante in cui il mezzo di contrasto effettua il primo passaggio nel tratto vascolare di interesse. Da questo principio si deduce che la metodica necessita sempre di mezzo di contrasto paramagnetico, somministrato però non direttamente con cateterismo arterioso, ma in modo meno invasivo per via endovenosa periferica con ritorno centrale alla pompa cardiaca e successiva spinta nel circolo arterioso.
La sequenza utilizzata è generalmente una Fast Spoiled Gradient Echo 3D T1, con elevata sensibilità alla ponderazione T1, caratterizzata da dimensioni di voxel molto limitate che permettono l'acquisizione di immagini ad elevatissimo dettaglio. Il basso SNR dei tessuti statici e l'elevato SNR del gadolinio intravascolare permette di ottenere immagini con elevato CNR tra i vasi e gli altri tessuti.
Come accennato all'inizio della sezione, la corretta acquisizione dei dati è condizionata dal fattore chiave di tempistica: il riempimento delle linee di k-spazio relative al contrasto dell'immagine deve avvenire durante il primo passaggio del mezzo di contrasto paramagnetico iniettato a bolo. Un'acquisizione troppo precoce non sarebbe infatti caratterizzata dall'iperintensità della struttura arteriosa o presenterebbe il classico artefatto Maki, mentre un'acquisizione troppo tardiva vedrebbe diminuire l'intensità del vaso e il CNR compromesso a causa dell'enhancemente progressivo dei parenchimi e della contaminazione venosa. Il concetto che condiziona le differenti fasi dell'acquisizione è legato alla finestra temporale utile di acquisizione.
Questa tecnica fornisce comunque delle immagini di elevato dettaglio in tempi molto brevi, consentendo anche acquisizioni in apnea, senza vincoli legati alla morfologia del vaso o alla direzione del flusso.
La CE-MRA, fin dalle prime applicazioni, ha suscitato elevato interesse tale da stimolare il progressivo sviluppo della tecnica che, a sua volta, ha beneficiato dei progressi tecnologici dell'hardware e dell'introduzione delle bobine multicanale con accelerazioni tramite Imaging Parallelo. L'evoluzione ha visto due principali periodi:

- PRIMO PERIODO: l'acquisizione era caratterizzata dal riempimento lineare del k-spazio, che portava l'acquisizione dei dati relativi al contrasto nella parte centrale della durata totale della sequenza. Ad esempio, per una durata totale sequenza di 30 secondi, il massimo delle informazioni relative al contrasto sono acquisite intorno al 15esimo secondo. Questa caratteristica obbligava gli operatori ad effettuare sequenze di TEST BOLO (acquisizioni a singolo strato eseguite ogni secondo, con partenza simultanea dell'acquisizione e di 1cc di mezzo di contrasto spinto da fisiologica) che consentono di calcolare con esattezza il tempo di arrivo del mezzo di contrasto nella struttura vascolare in studio.

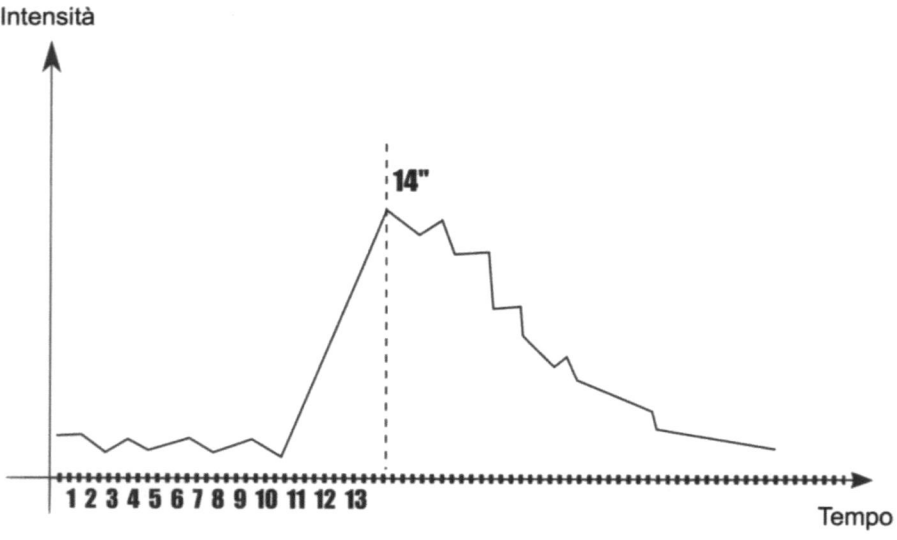

Fig 19 Diagramma temporale della variazione di segnale all'interno del vaso turante l'esecuizione di una sequenza di Test Bolo

Una volta conosciuta questa tempistica si poteva calcolare il tempo di ritardo con cui doveva iniziare la sequenza di acquisizione CE-MRA, con una delle formule di calcolo più utilizzate:

$RitardoAcquisizione$
$= TempoDiArrivoMDC + (DurataIniezioneMDC/2)$
$- (DurataAcquisizione/2)$

Esempio.
Tempo di Arrivo MDC nel vaso: 17 secondi
Bolo 18ml, con flusso a 3ml/sec, durata iniezione complessiva MDC: 6 secondi
Durata Sequenza di acquisizione CE-MRA: 30 secondi

$RitardoAcquisizione = 17 + (6/2) - (30/2) = 17 + 3 - 15 = 5$

La sequenza deve iniziare 5 secondi dopo l'inizio del bolo, con l'accortezza di mantenere la stessa velocità di flusso e di spinta fisiologica sia per il TEST BOLO che per l'Acquisizione vera e propria.

Nonostante questa tecnica possa apparire antiquata, alcuni Team continuano ad utilizzarla in ragione di un possibile miglior riempimento del k-spazio e della possibilità di effettuare più facilmente acquisizioni in apnea.

- SECONDO PERIODO: alla fine degli anni '90 è stato possibile introdurre sulla maggior parte delle apparecchiature ad alto campo la possibilità di riempire il k-spazio partendo dalle sue linee centrali con le informazioni relative al contrasto acquisite nei primi secondi della sequenza (Central k-space Filling).

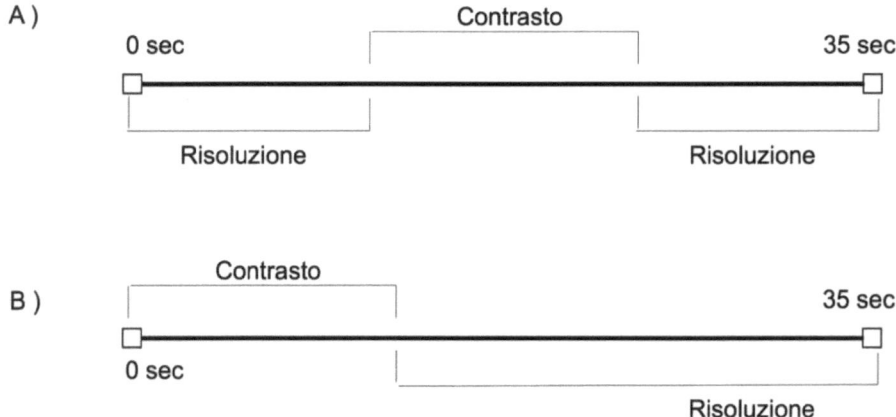

Fig 20 A) Distribuzione temporale dell'acquisizione delle informazioni di contrasto e risoluzione in una sequenza con riempimento lineare dello spazio K. B) Distribuzione in caso di riempimento di tipo centrale, con le informazioni di contrasto acquisite all'inizio della sequenza.

Questo ha consentito di introdurre monitoraggi in tempo reale per rilevare l'arrivo del mezzo di contrasto nel vaso ed eseguire immediatamente in successione la sequenza angiografica, senza necessità di eseguire calcoli sulla tempistica (esattamente come avviene in TC). Questo nuovo tipo di tecnologia (che può avere più sinonimi: CENTRA, Elliptical Scanning, Elliptic Centric, PEAKS, DRKS) ha anche consentito di aumentare la risoluzione spaziale con aumento del tempo di acquisizione che, con questa sequenza, presenta minor criticità (vengono eseguite CE-MRA che possono durare anche più di un minuto).

Esistono 2 principali tipi di monitoraggio dell'arrivo del bolo, la cui principale differenza è la dipendenza o meno dall'operatore:

- **Trigger Automatico:** (Smart Prep, GE Healthcare) utilizza una speciale sequenza che esegue un monitoraggio continuo sul vaso in una zona specifica definita dall'Operatore (ROI), e rileva automaticamente l'arrivo del bolo che provoca l'esecuzione automatica della CE-MRA successiva.
- **Fluoroscopia RM:** anche questa tecnica esegue un

monitoraggio continuo sul vaso, visualizzando a monitor circa 1 frame/sec, solitamente con sottrazione automatica di immagine in modo tale da rimuovere le informazioni dei tessuti statici. Sulla base delle immagini che scorrono a video, l'operatore decide quindi in modo arbitrario quando eseguire la successiva vera sequenza angiografica. Il principale vantaggio di questa tecnica con il Trigger Automatico è quello di poter posticipare ma soprattutto anticipare l'avvio della CE-MRA rispetto all'arrivo massimo del bolo. Lo svantaggio principale è la variabilità introdotta dalla dipendenza dall'operatore. Tra alcuni nomi commerciali: Care Bolus Siemens, Fluoro Trigger GE Healthcare, BolusTrack Philips, FLUTE Hitachi, Visual Prep Toshiba.

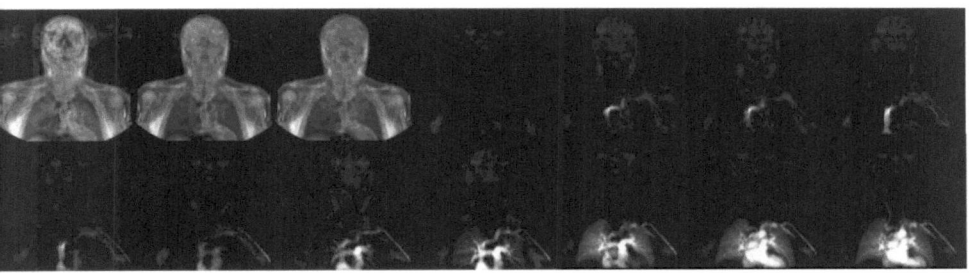

Fig 21 Acquisizione seriate di Floro RM dell'arrivo del mezzo di contrasto in zona toracica e del collo, per esempio per effettuare un'angio TSA. Notare come le prime tre immagini mostrino tutti i tessuti statici, mentre le successive sono sottrazzioni automatiche rispetto alle prime (che si presuppone essere ovviamente senza mezzo di contrasto). Nel momento di arrivo del bolo nelle carotidi l'operatore può lanciare la sequenza vera e propria di acquisizione.

Non è possibile dichiarare che tra le tre metodiche di monitoraggio (Test Bolo, Trigger Automatico, Fluoro RM) ne esista una più performante, sono semplicemente degli approcci diversi. Va comunque ricordato che è possibile utilizzare il Test Bolo anche per calcolare il ritardo di esecuzione di sequenze CE-MRA con riempimento centrale del k-spazio ma, oltre a non avere vantaggi specifici rispetto alle altre due metodiche, introduce un significativo rischio di errore di partenza anticipata, con conseguente acquisizione errata.

Nel caso di necessità di acquisizione di CE-MRA con riempimento centrale in apnea, le due metodiche di monitoraggio in tempo reale potrebbero presentare maggior complessità a causa del tempo necessario per la comunicazione orale al Paziente, in particolare il Trigger Automatico che non permetterebbe di anticipare l'invio.
Come già specificato, non è funzionale o utile utilizzare i monitoraggi automatici con le sequenze CE-MRA a riempimento lineare del k-spazio.

Anche se esistono minime differenze qualitative nel risultato finale tra i due differenti tipi di riempimento del k-spazio nelle CE-MRA, è possibile considerarle differenti solo per quello che riguarda la gestione della tempistica: per gli altri aspetti pratici possono essere considerate sovrapponibili, in particolare entrambe possono essere utilizzate in qualsiasi piano di scansione rispetto al vaso, perchè non dipendenti dalla direzionalità. Vanno comunque sempre prese in considerazione le dimensioni del voxel che vanno a determinare la risoluzione spaziale e delle ricostruzioni volumetriche rispetto al vaso. A causa dei vincoli di tempo, solitamente si cerca di acquisire i dati con piani che seguono l'asse di maggior sviluppo del vaso, per limitare il numero di strati necessario alla copertura d'insieme. Per questo principio la maggior parte delle indagini angio-RM CE vengono eseguite con piani coronali (vedi TSA, Aorta, arti inferiori, arti superiori).

Considerazioni sulla tecnica di iniezione
Il risultato di un'angio RM CE è strettamente dipendente dalle caratteristiche dell'iniezione a bolo, considerando che è necessario poter ottenere il massimo del picco del MDC al momento dell'acquisizione dei dati di contrasto del k-spazio.
I principali fattori che devono essere considerati sono:
- la quantità di mezzo di contrasto paramagnetico utilizzato: maggiore è la quantità, a parità degli altri parametri, più lunga sarà la finestra utile di acquisizione. Purtroppo, di conseguenza, anche il Paziente riceverà una dose maggiore di liquido.
- la concentrazione del mezzo di contrasto utilizzato: in commercio sono disponibili mezzi di contrasto a concentrazioni differenti (0,5M o 1M) che portano all'utilizzo di quantità differenti a parità di dose totale

amministrata (10ml di MDC 1 Molare corrispondono a 20ml di MDC 0,5 Molare). La differente quantità di prodotto somministrato va a condizionare la finestra temporale utile nell'acquisizione MRA (minor quantità – finestra temporale più breve).
- la relassività del mezzo di contrasto: a parità di dose esistono MDC con relassività differenti. Una maggior relassività restituisce maggior SNR del segnale intravascolare e quindi maggior contrasto rispetto ai tessuti circostanti
- la velocità di iniezione: velocità maggiori portano a maggiori concentrazioni intravascolari nell'unità di tempo, ma anche ad un tempo di passaggio più rapido con conseguente finestra temporale utile più corta.
- la spinta di fisiologica: le limitate quantità di MDC utilizzate in risonanza magnetica richiedono l'utilizzo di fisiologica come spinta successiva, per consentire da una parte il passaggio dell'intera quantità di prodotto nel letto vascolare ma, soprattutto, per mantenere compatto il bolo appena somministrato. Anche la spinta di fisiologica è caratterizzata da quantità e velocità che, nella pratica, si aggirano intorno ai 20-30ml con 2-3 ml/sec di flusso.
- tipo di iniezione: l'utilizzo di un iniettore automatico è largamente diffuso nella pratica clinica giornaliera e consente di standardizzare al massimo la procedura anche con un unico operatore coinvolto. Alcuni scelgono ancora l'iniezione manuale che permette un maggior contatto con il paziente e minori problematiche relative ad extravasazione di liquido (particolarmente critica ad esempio nei pazienti pediatrici o sedati).
Sulla base di queste considerazioni è necessario adattare la tecnica di iniezione alle condizioni del paziente, alla regione vascolare in studio e al tipo di accesso venoso disponibile.
Vengono consigliati accessi venosi antecubitali nel braccio, con cateteri da 20-18G, da testare accuratamente nei minuti che predecono la somministrazione. Per le Angio RM CE arteriose dei vasi centrali sono consigliate quantità di singola o doppia dose/paziente, flussi tra 2-5 ml/sec , con valore medio utilizzato di 3-3,5ml/s , e spinta di fisiologica.

Durante un esame CE-MRA vengono acquisite solitamente 2 serie di immagini, una prima della somministrazione del liquido di contrasto e una durante il passaggio del bolo; alcuni scelgono anche di acquisire, in rapida successione, una seconda acquisizione dopo quella prettamente arteriosa, in modo da ottenere anche informazioni più tardive. Le sequenze di base andranno poi sottratte a quelle dopo il bolo, in modo da poter eliminare il più possibile I tessuti statici. E' necessario analizzare e ricostruire comunque singolarmente il set di dati nativi del primo passaggio perchè, in caso di eventuale movimento del paziente tra la prima e la seconda serie, la sottrazione potrebbe causare artefatti sull'immagine risultante.

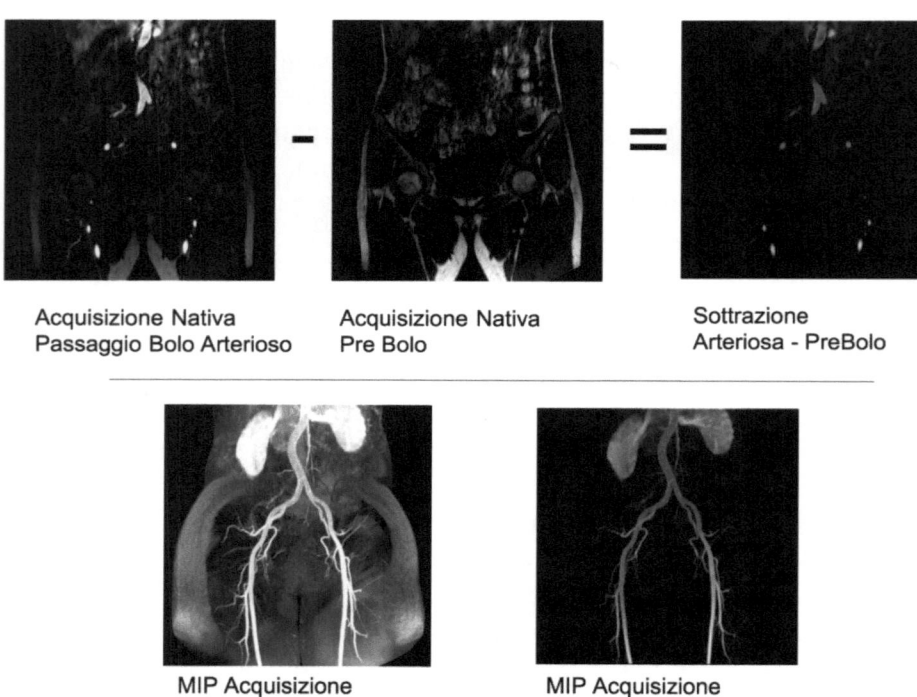

Fig.22 Sottrazione delle immagini maschera pre-contrasto dalla fase arteriosa, con annullamento dei tessuti statici. Nella figura viene anche mostrato il risultato di una rielaborazione MIP eseguita sul set di dati di acquisizione (a sinistra) e sul set di immagini sottratte (a destra).

- **MULTISTATION**

I progressi raggiunti in termini di velocità di acquisizione delle singole sequenze hanno consentito lo svluppo di una tecnica che consente, con un unico bolo e con un solo passaggio, di acquisire pacchetti angio-CE in successione con spostamento del paziente programmato all'interno del magnete.
L'esame più eseguito con questa tecnica è l'angio-RM CE delle arterie degli arti inferiori: il protocollo prevede una maggior quantità di mezzo di contrasto a flusso minore, (25-30cc con flusso 0,8ml/sec e spinta fisiologica) che consente di ottenere una finestra temporale abbastanza lunga da consentire la copertura dell'intero tempo di acquisizione. Le sequenze/pacchetti eseguiti sono solitamente 3, il primo sull'aorta inferiore ed assi iliaci fino a metà delle cosce, il secondo inferiormente fino al polpaccio e l'ultimo assicura la copertura della parte inferiore delle gambe, piedi compresi. Ciascun pacchetto dura circa 18-20 secondi, con una durata totale di 50-60 secondi, nella quale deve essere assicurata la presenza di MDC intra arterioso senza contaminazione del ritorno venoso. Purtroppo l'ultimo pacchetto è quello che presenta maggior criticità nella tempistica, sia per il ritardo prolungato con cui viene acquisito sia per l'imminente ritorno venoso. Di conseguenza la tecnica deve essere ottimizzata per cercare di acquisire il più precocemente possibile le informazioni di contrasto almeno nell'ultimo pacchetto: per fare questo è possibile utilizzare il riempimento centrico del k-spazio nell'ultimo pacchetto e il riempimento centrico inverso (quindi le informazioni di contrasto alla fine della sequenza) nel primo, anticipando il più possibile l'inizio dell'insieme delle acquisizioni.

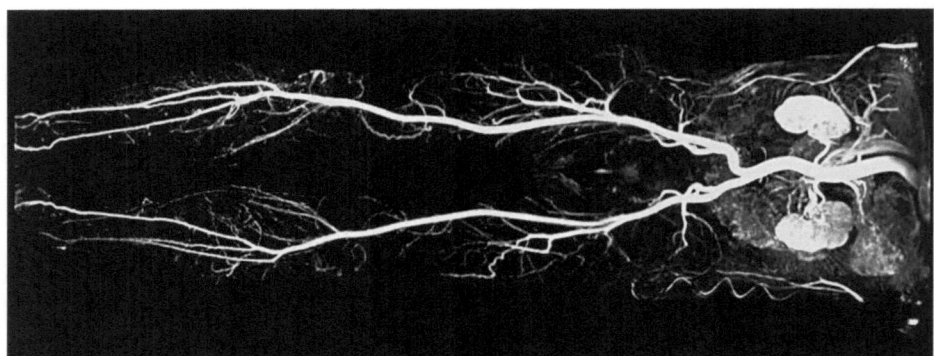

Fig 23 Acquisizione CE-MRA Multistation per studio dell'aorta addominale e arterie arti inferiori. I punti di unione dei differenti pacchetti non sono riconoscibili grazie alla sovrapposizione ed alla perfetta fusione delle immagini.

La tecnica Multistation può essere utilizzata anche per acquisizioni Angio-CE Total Body, utilizzando una tecnica di studio simile a quella sopra descritta, ma con ottimizzazioni più spinte delle prestazioni in termini di velocità di acquisizione.

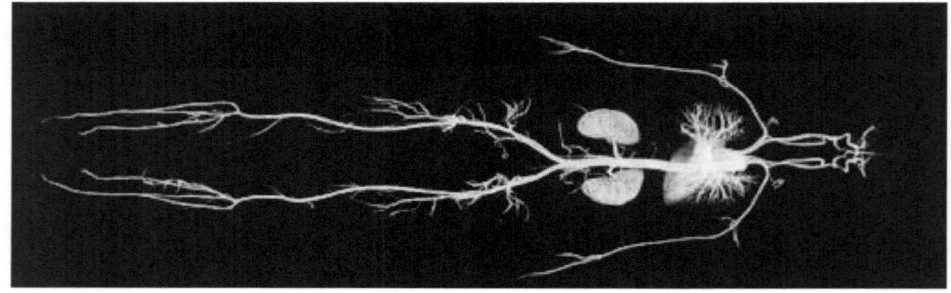

Fig 24 Acquisizione CE-MRA Multistation per studio Total Body

La condizione per poter eseguire questo tipo di indagine è che l'apparecchiatura possa esercitare, senza limiti fisici, lo spostamento automatico richiesto del lettino, con la maggior rapidità possibile. La possibilità di utilizzare un insieme di bobine che vadano a coprire tutta la zona di indagine permette di ottimizzare al massimo il SNR ed incrementare il dettaglio sui piccoli vasi.

Gli operatori devono prestare la massima attenzione al posizionamento del paziente, delle bobine e in particolare dei raccordi di perfusione degli accessi venosi perchè i movimenti del lettino potrebbe comportare spostamenti anche superiori ai 150cm.

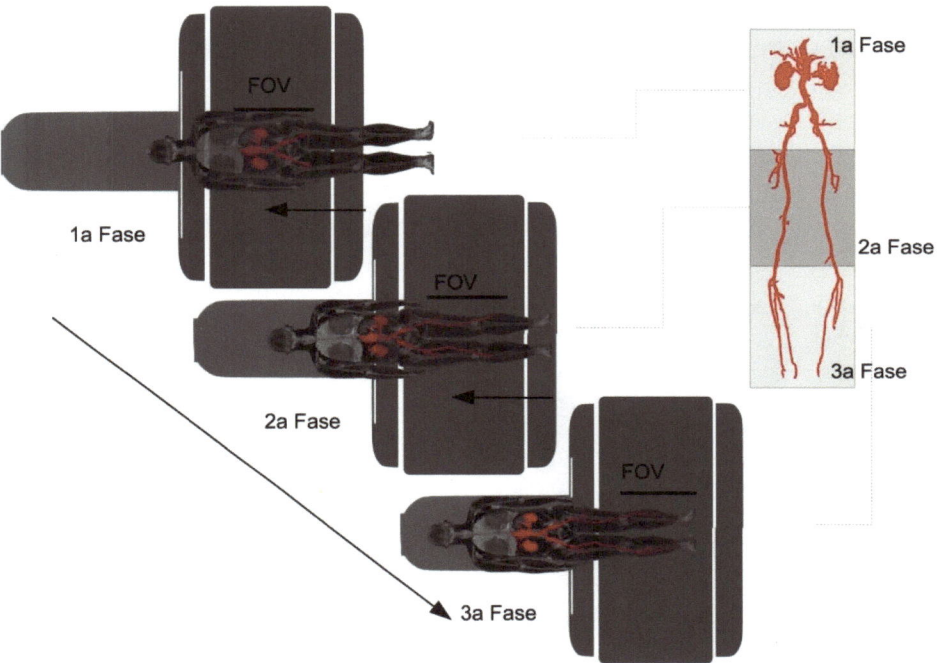

Fig 25 Movimento temporale del lettino all'interno del magnete durante l'acquisizione angio-CE delle arterie degli arti inferiori.

- **TIME RESOLVED**

La modalità di acquisizione CE-MRA è costituita da un unico set di dati con informazioni raccolte nell'arco di una o più decine di secondi che, seppur rappresentante anche tessuti in movimento, è da considerare un tipo di imaging statico senza informazioni di tipo funzionale. Un'evoluzione che ha permesso di introdurre le informazioni di tipo temporale a questo tipo di imaging RM, è stata lo sviluppo della tecnica Time Resolved: essa è costituita sostanzialmente da un'acquisizione

CE-MRA 3D ripetuta più volte in rapida successione.
La criticità di questo tipo di acquisizione è certamente la difficoltà di raggiungere un elevato livello di dettaglio anatomico e di SNR nel contesto di una forte accelerazione dell'acquisizione dei dati.
Il Gold Standard fornito dall'Angiografia Digitale Sottrattiva in termini di dettaglio e di risoluzione temporale non è raggiungibile con tecniche RM, ma è ormai possibile raggiungere elevate risoluzioni 3D con frame anche sotto al secondo.
Le tecniche utilizzate per ottenere questi risultati , originariamente basati su tecniche di View Sharing come il KEYHOLE, hanno subito un'evoluzione verso sistemi di calcolo più evoluti, differenti riempimenti del k-spazio e particolari interpolazioni dei dati (TWIST, TRICKS, TRAKS).

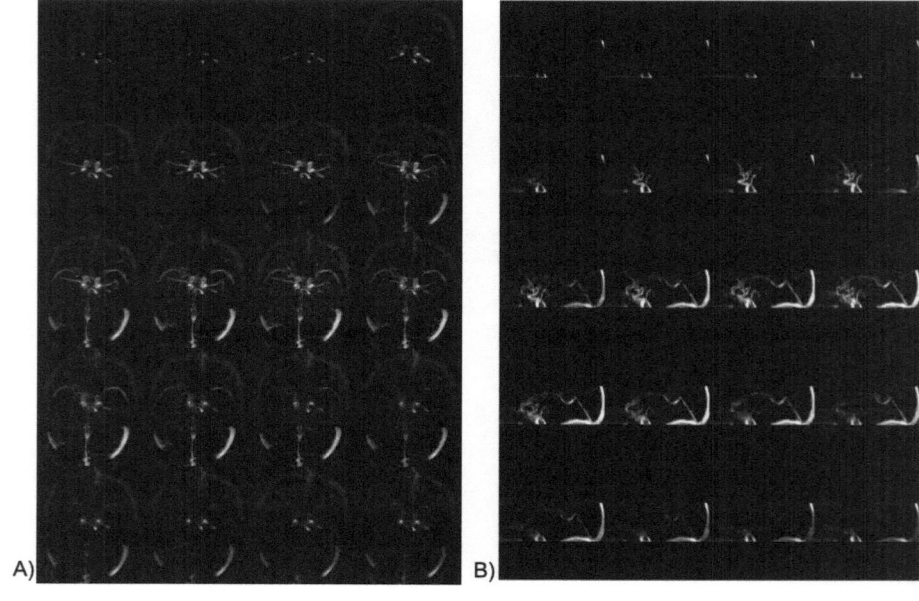

Fig 26 Ricostruzioni MIP assiali e sagittali di set dati 3D eseguiti in progressione temporale durante il passaggio del bolo di mezzo di contrasto paramagnetico.

Da un punto di vista pratico l'Angio-RM Time Resolved ha risolto tutte le problematiche relative alla temporizzazione dell'inizio dell'acquisizione, consentendo l'invio simultaneo di sequenza e bolo. Il numero elevato di immagini acquisite potrebbe creare problematiche di archiviazione sui supporti hardware meno capienti.

- **STUDI VENOSI (CE-MRV)**

Lo studio delle strutture venose con tecnica di angiografia per RM con Contrast Enhancement può seguire due principali filosofie:
---- dopo la studio CE-MRA del circolo arterioso, durtante la fase di ritorno venoso del MDC, vengono eseguite delle sequenze uguali o simili e quelle appena effettuate: questa tecnica ha il vantaggio di poter essere effettuata con accesso venoso periferico, contestualmente ad una valutazione del sistema arterioso.

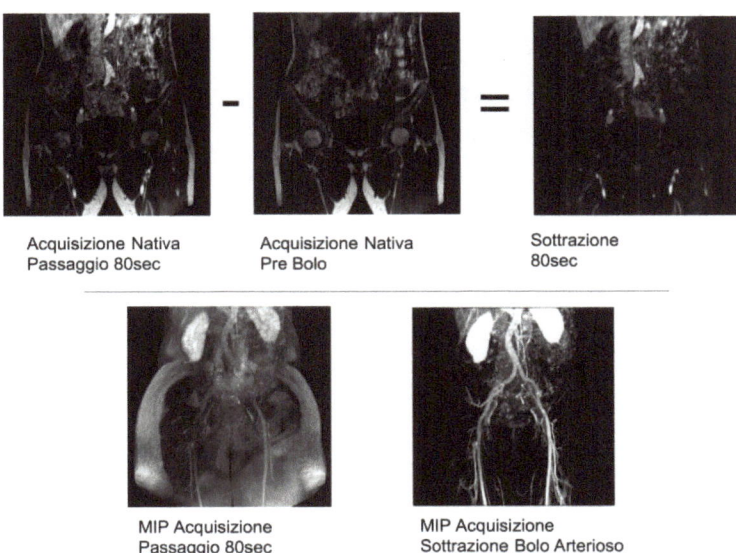

Fig 27a Sottrazione delle immagini maschera pre-contrasto dalla fase venosa, con annullamento dei tessuti statici. Nella figura viene anche mostrato il risultato di una rielaborazione MIP eseguita sul set di dati di acquisizione (a sinistra) e sul set di immagini sottratte (a destra); notare l'importante aumento del segnale dei tessuti statici a causa dell'enhancement dei parenchimi che avviene successivamente alla fase arteriosa.

Tramite sottrazione di immagine è anche possibile eliminare le strutture arteriose dalle acquisizioni più tardive.

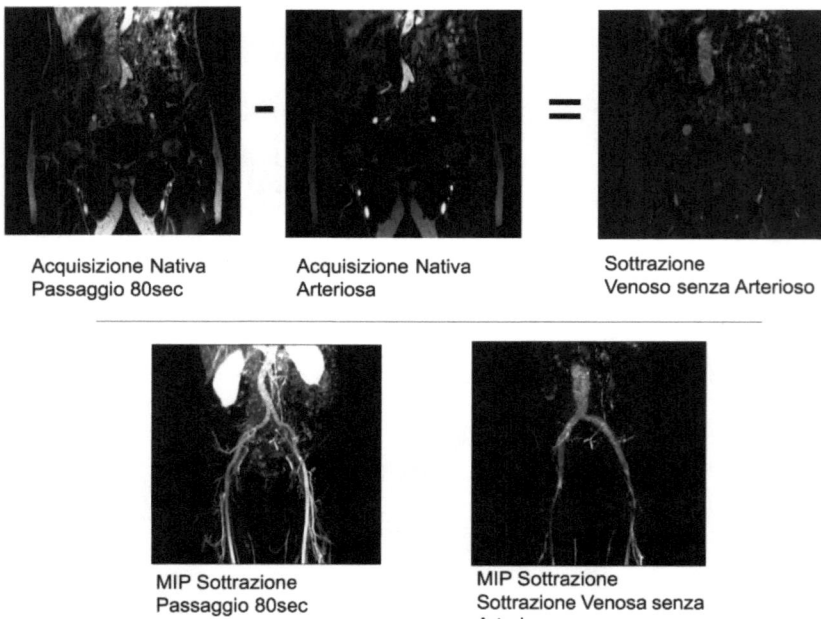

Fig 27b *Sottrazione delle immagini arteriose dalla fase venosa, con annullamento sia dei tessuti statici che delle strutture arteriose.*

Lo svantaggio di questo approccio è quello di eseguire la scansione al secondo passaggio venoso, con mezzo di contrasto progressivamente diluito e con discreta contaminazione e disturbo dell'enhancemento dei parenchimi vascolarizzati.

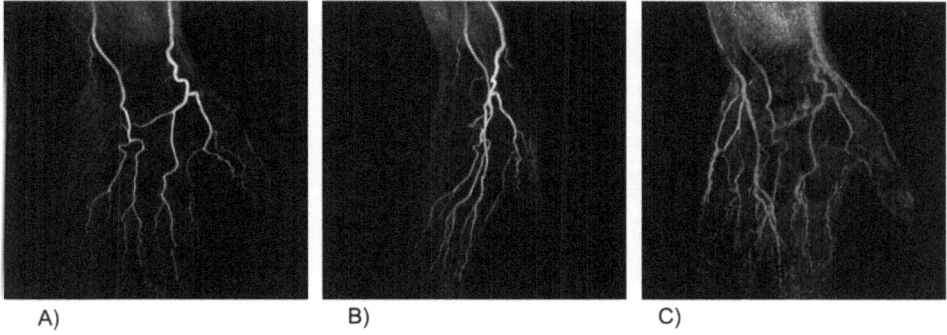

A)　　　　　　　　B)　　　　　　　　C)

Fig 28 Angio RM CE dei vasi della mano A e B fase arteriosa, C fase di ritorno venoso.

---- tramite incanulazione diretta di una vena periferica della zona anatomica da studiare ed iniezione diretta del mezzo di contrasto paramagnetico, esattamente come avviene nello studio flebografico tradizionale. Questo approccio richiede innanzitutto una corretta diluizione del mezzo di contrasto paramagnetico, che non può essere somministrato alle concentrazioni disponibili in commercio ma con diluizioni di 1:15 con soluzione fisiologica, per evitare l'effetto di annullamento del segnale ad alte concentrazioni. Il vantaggio è di poter avere la visualizzazione diretta, esclusiva ed eventualmente dinamica delle struttre venose prossimali al punto di somministrazione. Lo svantaggio è di non poter ottenere informazioni bilaterali degli arti, se non con doppio accesso simultaneo, e di non poter visualizzare le strutture venose distali al punto di incanulazione.

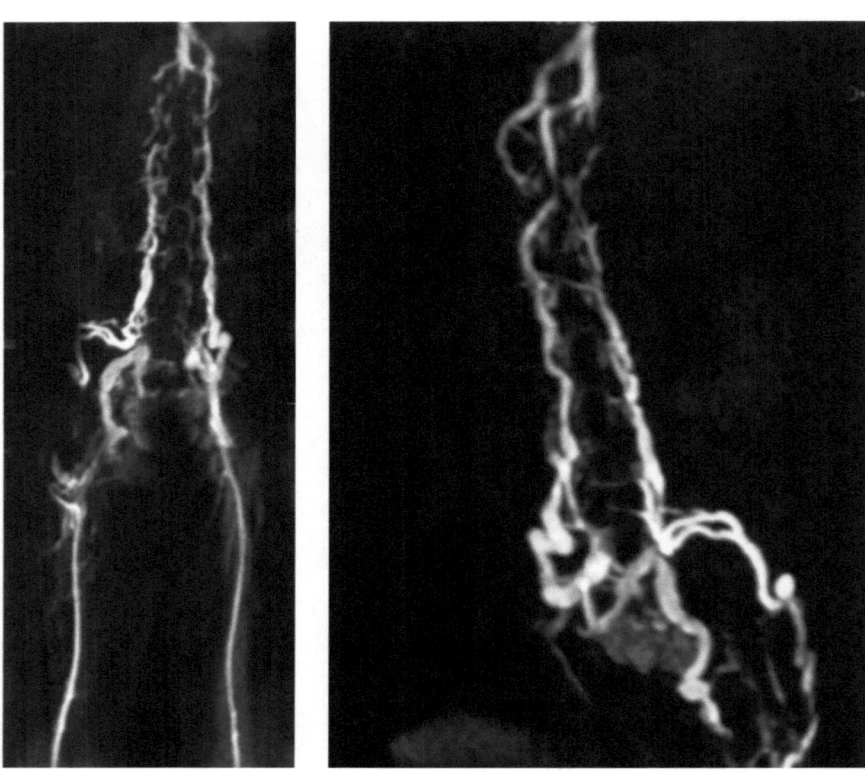

Fig.29 Flebo-RM diretta con tecnica CE-MRA e mezzo di contrasto diluito, con incanulazione bilaterale venosa a livello del dorso del piede in Paziente affetto da trombosi totale della vena cava inferiore sottoepatica e sviluppo di ricircolo paravertebrale.

ECG Gated

Le ECG Gated sono le sequenze che maggiormente hanno beneficiato dei progressi tecnologici degli ultimi anni e che, a causa di un sempre crescente interesse verso le tecniche di studio senza mezzo di contrasto (vedi NSF), hanno visto un incremento del loro campo applicativo.
La tecnica si basa sull'utilizzo di sequenze FSE eseguite con gating cardiaco, con doppia acquisizione separata, per la fase diastolica e per la fase sistolica. Nella fase diastolica, grazie al flusso sanguigno rallentato,

sia le arterie che le vene sono caratterizzate da iperintensità di segnale. Nella fase sistolica invece, le arterie acquisicono notevole velocità di flusso causando assenza di segnale, che invece persiste nelle strutture venose. Il calcolo sottrattivo tra la fase diastolica e quella sistolica consente di ottenere l'iperintensità selettiva delle strutture arteriose.
Per ottenere elevato contrasto tra vasi e tessuti statici queste sequenze possono utilizzare impulsi di inversione per l'annullamento del segnale del grasso.

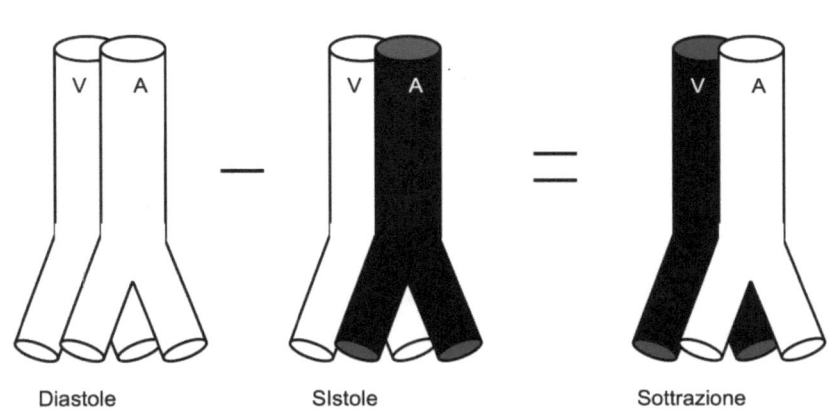

Fig.30 Rappresentazione del calcolo sottrattivo eseguito nelle sequenze angiografiche ECG gated.

La tecnica può essere applicata a differenti parti anatomiche, ma trova maggior interesse nelle regioni nelle quali tutte le altre tecniche di angio-RM senza contrasto falliscono: in particolare sono utilizzate per lo studio delle arterie renali e nello studio delle arterie degli arti inferiori e superiori grazie alla possibilità di impostare il piano di acquisizione parallelo all'asse maggiore del vaso, limitando il campo di copertura nel senso dello spessore.
Le maggiori limitazioni della metodica, oltre ai tempi di acquisizione, sono legate alla complessità della selezione dei parametri di temporizzazione cardiaca, con aumentata complessità in caso di pazienti con aritmia significativa.

SEQUENZE balanced SSFP

La bSSFP (balanced SSFP, Balanced FFE, TrueFISP, FIESTA, TrueSSFP) è una sequenza Gradient Echo che, con impulsi RF ripetuti, sfrutta lo Stady State e consente di ottenere un contrasto T2-/T1, particolarmente interessante nello studio dei vasi che appaiono con una spiccata iperintensità. Le caratteristiche di rapidità, di elevato SNR e di indipendenza dalla direzione del flusso le rendono adatte per lo studio sia delle strutture arteriose sia di quelle venose, anche di zone anatomiche interessate dai movimenti fisiologici (pulsazione cardiaca, respirazione, peristalsi intestinale).

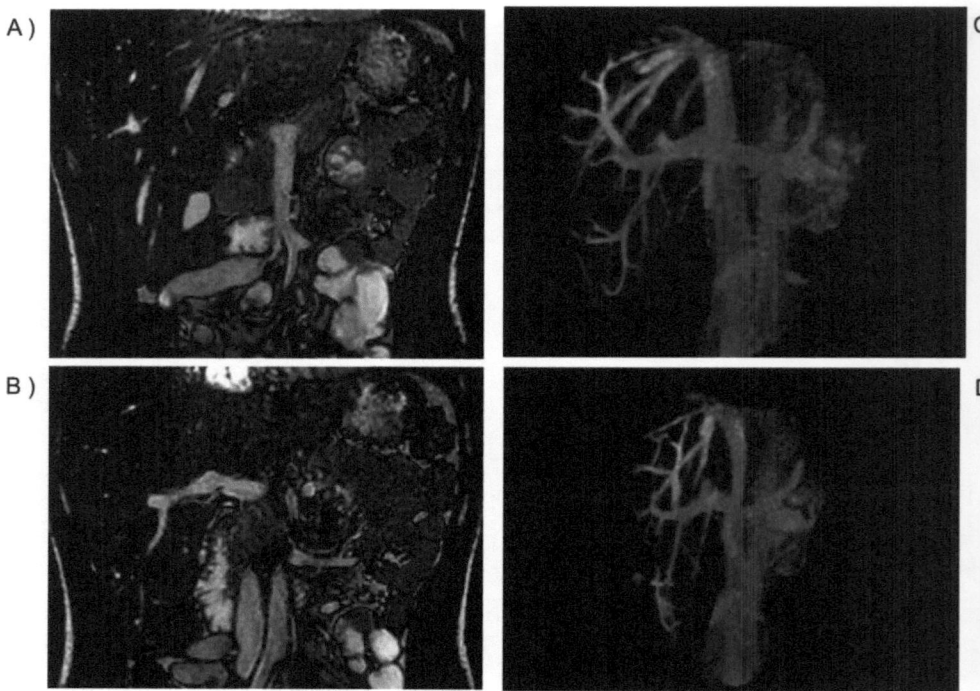

Fig 31 A e B immagini native della sequenza balanced, C e D ricostruzioni MIP dell'insieme dei vasi addominali

Il maggior limite è dato dalla sensibilità alle disomogeneità di campo, con artefatti significativi a livello delle interfacce complesse che coinvolgono osso o aria o entrambi. Anche il segnale restituito dagli altri tessuti può creare limitazioni nella rielaborazione di immagini di tipo angiografico selettivo, ma d'altro canto consentono l'analisi della parete e dei tessuti limitrofi al vaso.

Altro limite è quello della simultanea visualizzazione delle arterie e delle vene con segnale iperintenso, che può creare difficoltà nell'interpretazione delle piccole strutture vascolari: questo limite può essere superato con l'utilizzo di tecniche ASL che consentono di annullare selettivamente determinate strutture vascolari.

Il campo di utilizzo delle bSSFP è prevalentemente quello viscerale, addominale e toracico, in particolare per lo studio dell'aorta, della vena cava, della vena porta, delle arterie renali, e in studi cardiaci avanzati anche per la valutazione delle coronarie.

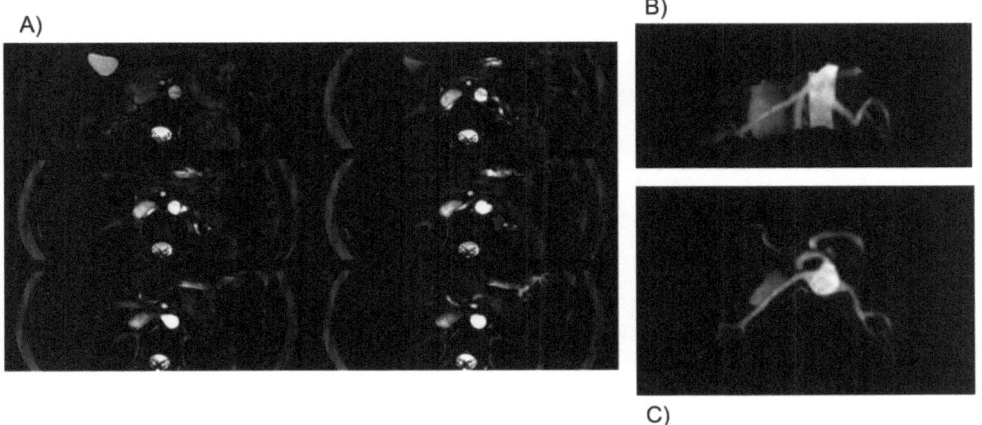

Fig 31 A) Immagini assiali native bFFE a livello delle arterie renali, B) Rielaborazione MIP coronale, C) Rielaborazione MIP assiale

VOLUME T1 o DIXON

In risonanza magnetica sono disponibili sequenze T1 con voxel tendente all'isometrico e di piccolissime dimensioni, eseguite con elevata frequenza dopo mezzo di contrasto, che pur non essendo sequenze prettamente di tipo angiografico, permettono l'analisi di dettaglio delle strutture vascolari. Queste ultime, infatti, saranno caratterizzate da iperintensità spiccata data dalla presenza di mezzo di contrasto paramagnetico e, grazie al tipo di acquisizione, non presenteranno artefatti da flusso nè dipendenza dalla direzionalità.
Il limite più significativo della metodica è il debole contrasto tra strutture vascolari e tessuti circostanti, limite che si aggrava se considerato nel contesto del progressivo decremento di intensità vascolare con il progredire del tempo.
Questo tipo di acquisizioni si può trovare frequentemente nella pratica giornaliera:
- Gradient eco T1 3D nello studio dell'encefalo, sequenza che consente di analizzare l'anatomia macroscopica dell'insieme del sistema arterovenoso.

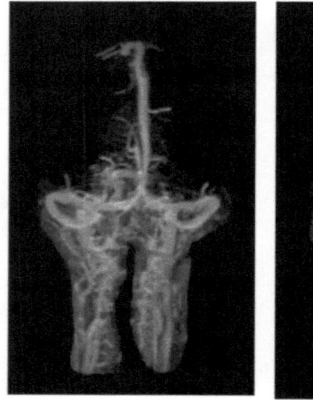 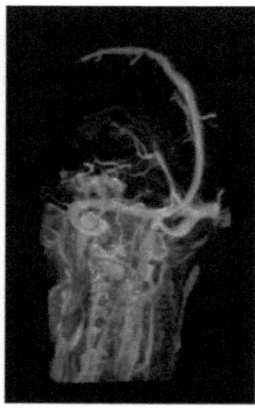 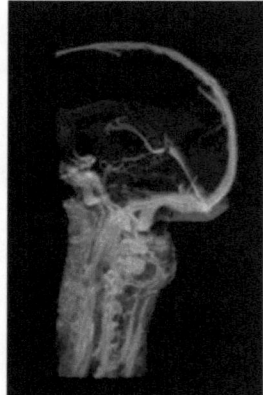

Fig 32 Rielaborazioni MIP di acquisizioni volumetriche eseguite nel distretto capo-collo. E' possibile notare come nel distretto cerebrale le strutture vascolari siano ben distinguibili mentre nei tessuti molli del collo si ha maggior contaminazione del segnale a causa dell'enhancement dei tessuti molli.

- Sequenze volumetriche T1 con saturazione del grasso (VIBE, LAVA, THRIVE, TIGRE, DIXON, IDEAL) , eseguite spesso a livello addominale con studio dinamico delle differenti fasi contrastografiche, con possibilità di analizzare inizialmente le strutture arteriose in modo selettivo, con successiva sovrapposizione del circolo portale e ancora successivamente quello venoso. Giocando con calcoli di sottrazione può essere possibile eliminare le strutture arteriose dalle fasi successive.

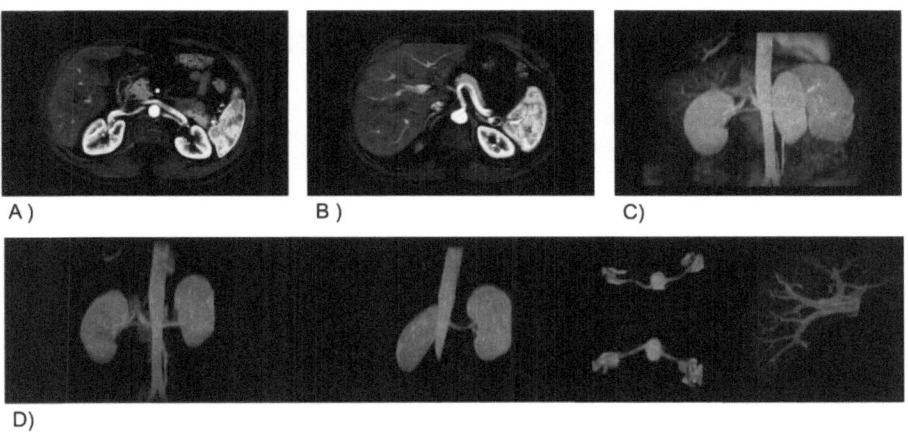

Fig 33 Sequenza volumetrica T1 con soppressione del grasso eseguita a livello addominale, in fase arteriosa. A e B strati nativi. C ricostruzioni MIP dell'insieme delle immagini. D ricostruzioni MIP selettive con eliminazione delle strutture non interessate nelle studio vascolare.

SWI Susceptibility-weighted Imaging Venography

Le sequenze denominate Susceptibility-weighted (SWI) sfruttano la presenza di deossiemoglobina all'interno delle vene per fornire elevato contrasto tra parenchima e strutture venose. La deossiemoglobina introduce una leggera variazione nella codifica di frequenza degli spin del sangue e dei tessuti limitrofi, agendo direttamente come mezzo di contrasto intrinseco, senza neccessità di somministrazione di mezzi di contrasto esogeni.

Nonostante siano state utilizzate anche altre sequenze per acquisire immagini di tipo venografico (MRV Magnetic Resonance Venography), inizialmente la TOF 2D, poi la Phase Contrast ed infine la CE-MRA, solo questa tecnica consente di visualizzare anche vene di piccolissimo calibro, con prestazioni crescenti all'aumentare del campo magnetico statico.

Il campo di applicazione della tecnica, oltre allo studio primario dei depositi di materiale paramagnetico intraparenchimale, può comprendere le lesioni di tipo vascolare, tumori, lesioni infiammatorie, emorragie, cavernomi, angiomi venosi e trombosi venose.

Le immagini di acquisizione native non consentono una corretta definizione della morfologia dei vasi, vengono quindi rielaborate in postprocessing con algoritmi MinIP (Minimum Intensity Projections) per ottenere immagini di tipo angiografico con contrasto invertito, che potranno poi essere nuovamente rielaborato per visualizzare i vasi in iperintensità.

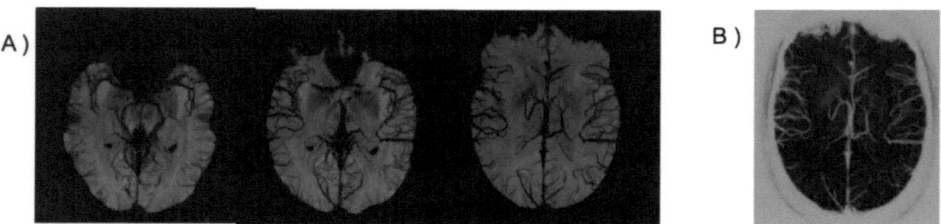

Fig34 A) Acquisizioni SWI ricostruite in MinIP , B) Inversione della finestra per visualizzazione dei vasi in iperintensità.

POST PROCESSING

L'esame angiografico eseguito con tecnica RM, sia che venga effettuato con tecnica 2D sia con tecnica 3D, produce un set di immagini native che possono essere studiate al pari di una serie RM tradizionale permettendo di analizzare tutte le strutture visualizzate, pareti e tessuti circostanti compresi. Se da un lato questa procedura andrebbe sempre eseguita, dall'altro solitamente non consente di avere sufficiente livello diagnostico sulle strutture statiche, per le quali ci si dovrà basare soprattutto su altri tipi di sequenza.

La vista d'insieme del vaso viene ottenuta solitamente tramite ricostruzione MIP (Maximum Intensity Projection) che produce una o più immagini con differente direzionalità nelle quali i voxel con maggiore intensità sono stati enfatizzati rispetto alle altre strutture. Nonostante questo tipo di risultato sia possibile applicare dei tagli, esiste sempre la probabilità che vi siano delle sovrapposizioni di strutture differenti che creano immagini fantasma. Per questo motivo si consiglia di eseguire sempre lo studio simultaneo di immagini native ed immagini ricostruite.

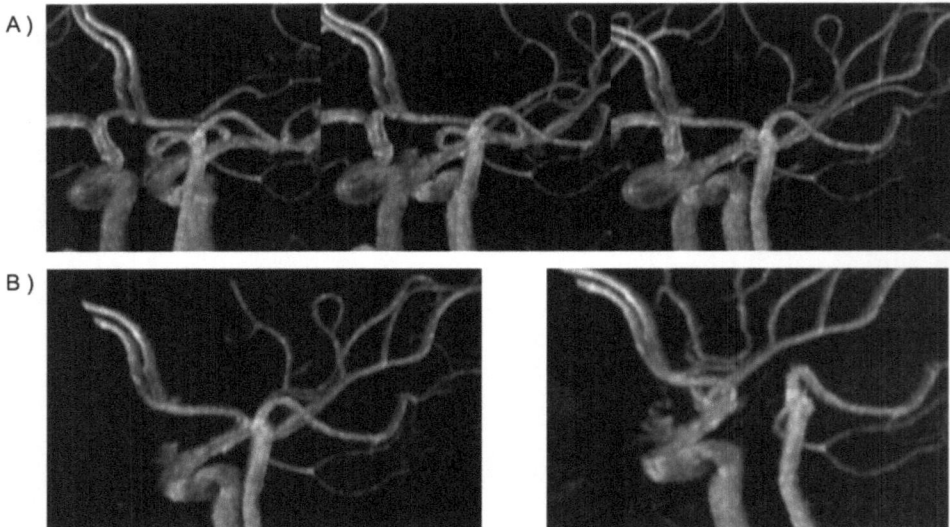

Fig35 Paziente con aneurisma del sifone carotideo all'origine dell'arteria oftalmica destra. A) Ricostruzioni MIP dell'insieme del volume, con difficoltà nella visualizzazione della lesione. B) Ricostruzioni MIP selettive di un volume ridotto, con evidente presenza della patologia vascolare.

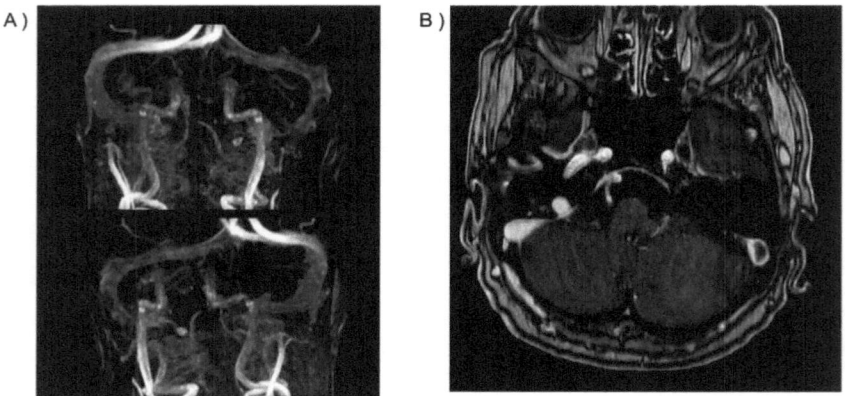

Fig 36 Paziente con difetto di riempimento del seno venoso transverso di sinistra: sulle ricostruzioni MIP (A) è possibile supporre un difetto di riempimento, ma solo analizzando le immagini native è possibile confermare la natura esatta del reperto.

Un metodo per ovviare a questi problemi è quello di effettuare delle Ricostruzioni Multiplanari (MPR) ma con lieve aumento dello spessore di strato e sempre con tecnica MIP , in modo da ottenere delle viste parziali senza sovrapposizioni massive: solitamente questo tipo di ricostruzione è effettuata in tempo reale e a monitor, per scegliere arbitrariamente ed in modo estemporaneo l'obliquità necessaria al settore interessato.

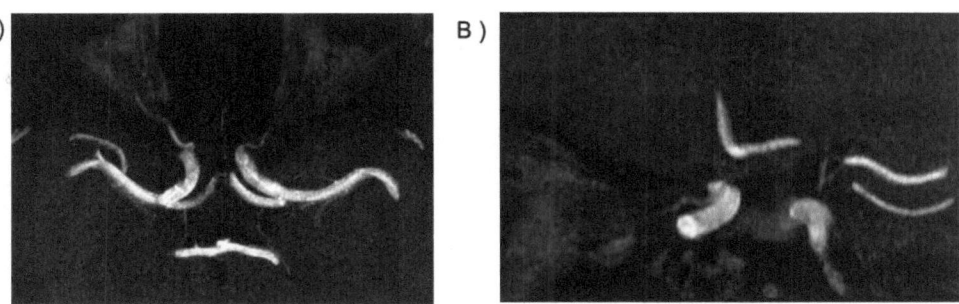

Fig 37 Ricostruzioni MPR (anche possibili in MIP molto sottili) sui sifoni carotidei per la visualizzazione delle arterie oftalmiche (A in assiale, B in sagittale obliqua)

Le immagini in Volume Rendering prodotte con un dataset RM sono meno pulite rispetto a quelle prodotte con immagini TC a causa della maggior variabilità dell'intensità delle strutture presenti: sono comunque possibili e possono permettere tagli, effetti di trasparenza e sovrapposizione di tessuti diversi con colori diversi.

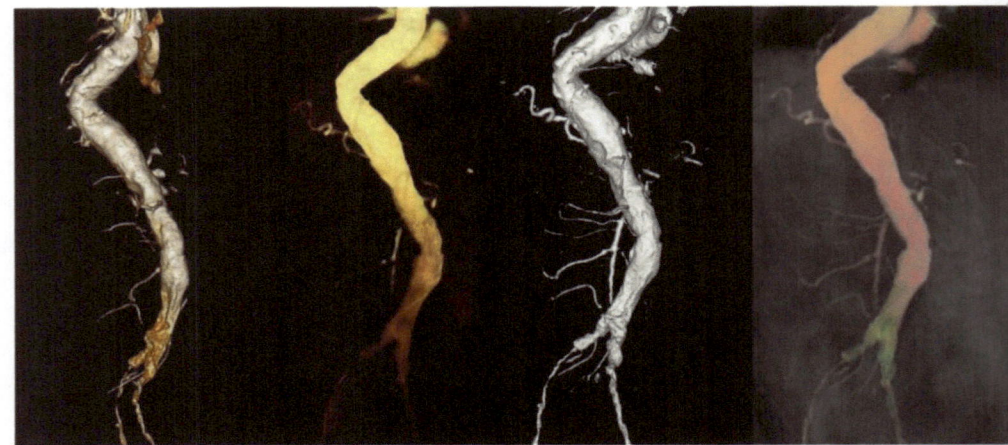

Fig 38 Volume Renderig e 3D con differenti effetti sul tratto aortico addominale.

L'analisi con piani curvilinei, altro metodi di post-processing, è possibile solo con determinati software dedicati e consente di sviluppare il vaso in tutta la sua lunghezza nonostante la curvatura. Un'evoluzione di questo metodo è l'automatizzazione del rilevamento di tutto l'asse completo del vaso, con produzione di sezioni assiali continue progressivamente perpendicolari allo stesso, e produzione di piani rotativi paralleli alla lunghezza dell'asse del vaso, sviluppato su superficie piana. Questi software consentono anche le rilevazione automatica di aree di stenosi o dilatazioni anomale.

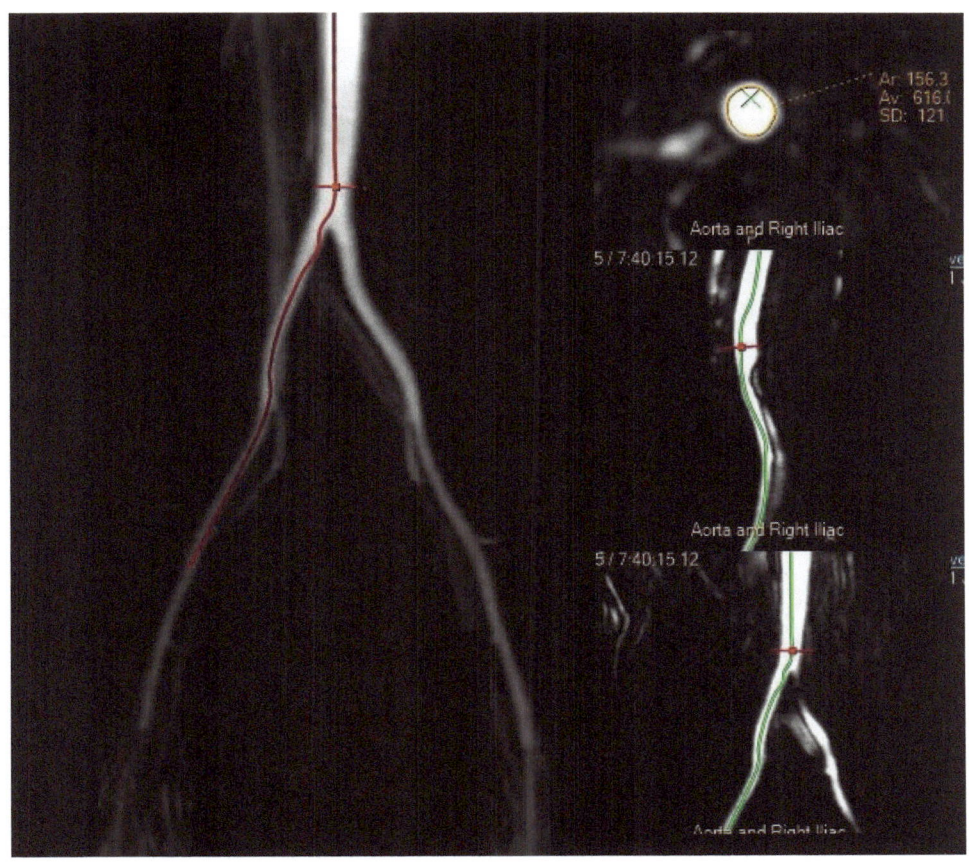

Fig 39 Rilevamento automatico dell'asse del vaso, e sviluppo di una sezione sui tre piani

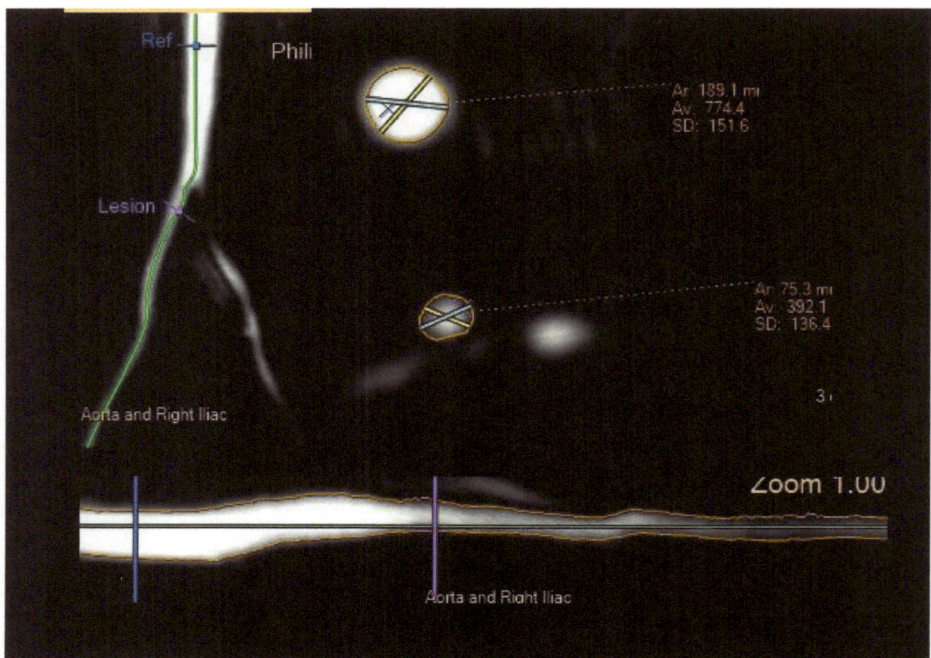

Fig 40 Stessa rielaborazione ma con analisi del diametro e forma del contenuto, con analisi assiale perpendicolare all'asse del decorso del vaso.

CONCLUSIONI

In conclusione, i continui miglioramenti dell'hardware e del software hanno consentito un progressivo aumento della qualità delll'Angiografia per Risonanza Magnetica, accompagnato da una diminuzione dell'invasività. L'uso di magneti più potenti, bobine più performanti e tecniche di accelerazione parallela consentono attualmente di eseguire indagini vascolari RM senza mezzo di contrasto con elevato livello diagnostico, consentendo diagnosi precoci anche su pazienti allergici o con insufficienza renale grave. Alcune tecniche sono ormai applicabili facilmente anche su macchine a basso campo o con prestazioni contenute, aumentando la possibilità di usufruirne su tutto il terrirorio. Gli sviluppi futuri sembrano puntare ancora all'aumento del dettaglio in termini di risoluzione e temporale, ma soprattutto nello studio del movimento intravascolare con codifiche di velocità e direzione non solo dei singoli voxel ma dell'insieme del flusso che essi costituiscono.

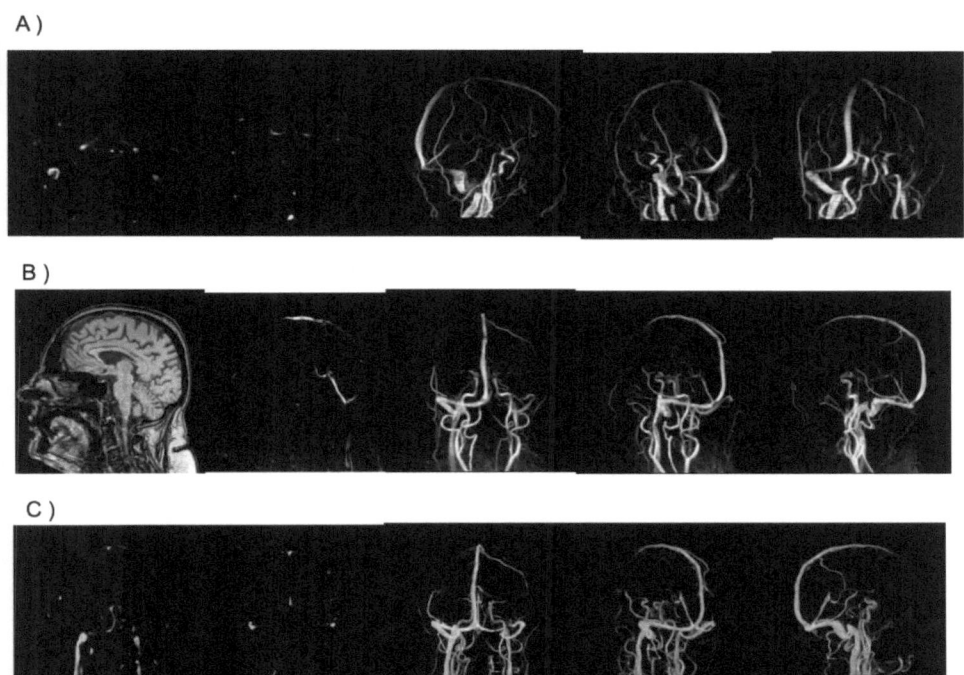

Fig 41 Comparativa tra differenti tecniche di acquisizione angiografiche. A) Acquisizione TO 2D senza mezzo di contrasto , B) Phase Contrast 3D senza mezzo di contrasto , C) Angio CE a bolo

BIBLIOGRAFIA

A.Carriero, N.Magarelli, A.Maggialetti, F.Mozzambani - Manuale Teorico Pratico di Angiografia con Risonanza Magnetica , 1996 Guido Gnocchi Editore

Bobby Kalb, Puneet Sharma, Stefan Tigges, Gaye L. Ray, Hiroumi D. Kitajima, James R. Costello, Zhengjia Chen, Diego R. Martin, MR Imaging of Pulmonary Embolism: Diagnostic Accuracy of Contrast-enhanced 3D MR Pulmonary Angiography, Contrast-enhanced Low–Flip Angle 3D GRE, and Nonenhanced Free-Induction FISP Sequences, Radiology, 2012, Vol.263: 271-278, 10.1148/radiol.12110224

Condette-Auliac, S., Boulin, A., Roccatagliata, L., Coskun, O., Guieu, S., Guedin, P. and Rodesch, G. (2014), MRI and MRA of spinal cord arteriovenous shunts. J. Magn. Reson. Imaging. doi: 10.1002/jmri.24591

Donald G. Mitchell, Principi di Risonanza Magnetica 2001 Centro Scientifico Editore

E. Mark Haacke , Jurgen R. Reichenbach, Susceptibility Weighted Imaging in MRI: Basic Concepts and Clinical Applications, ISBN: 978-0-470-04343-1, November 2011, Wiley-Blackwell

Expert Panel on MR Safety:, Kanal, E., Barkovich, A. J., Bell, C., Borgstede, J. P., Bradley, W. G., Froelich, J. W., Gimbel, J. R., Gosbee, J. W., Kuhni-Kaminski, E., Larson, P. A., Lester, J. W., Nyenhuis, J., Schaefer, D. J., Sebek, E. A., Weinreb, J., Wilkoff, B. L., Woods, T. O., Lucey, L. and Hernandez, D. (2013), ACR guidance document on MR safe practices: 2013. J. Magn. Reson. Imaging, 37: 501–530. doi: 10.1002/jmri.24011

Forkert, N. D., Fiehler, J., Illies, T., Möller, D. P.F., Handels, H. and Säring, D. (2012), 4D blood flow visualization fusing 3D and 4D MRA image sequences. J. Magn. Reson. Imaging, 36: 443–453. doi: 10.1002/jmri.23652

Glockner, J. F., Takahashi, N., Kawashima, A., Woodrum, D. A., Stanley, D. W., Takei, N., Miyoshi, M. and Sun, W. (2010), Non-contrast renal artery MRA using an inflow inversion recovery steady state free precession technique (Inhance): Comparison with 3D contrast-enhanced MRA. J. Magn. Reson. Imaging, 31: 1411–1418. doi: 10.1002/jmri.22194

Grayev, A., Shimakawa, A., Cousins, J., Turski, P., Brittain, J. and Reeder, S. (2009), Improved time-of-flight magnetic resonance angiography with IDEAL water-fat separation. J. Magn. Reson. Imaging, 29: 1367–1374. doi: 10.1002/jmri.21780

Grist, T. M., Mistretta, C. A., Strother, C. M. and Turski, P. A. (2012), Time-resolved angiography: Past, present, and future. J. Magn. Reson. Imaging, 36: 1273–1286. doi: 10.1002/jmri.23646

Grist, T. M., Mistretta, C. A., Strother, C. M. and Turski, P. A. (2012), Time-resolved angiography: Past, present, and future. J. Magn. Reson. Imaging, 36: 1273–1286. doi: 10.1002/jmri.23646

Haneder, S., Attenberger, U. I., Schoenberg, S. O., Loewe, C., Arnaiz, J. and Michaely, H. J. (2012), Comparison of 0.5M gadoterate and 1.0M gadobutrol in peripheral MRA: A prospective, single-center, randomized, crossover, double-blind study. J. Magn. Reson. Imaging, 36: 1213–1221. doi: 10.1002/jmri.23760

Hao, D., Ai, T., Goerner, F., Hu, X., Runge, V. M. and Tweedle, M. (2012), MRI contrast agents: Basic chemistry and safety. J. Magn. Reson. Imaging, 36: 1060–1071. doi: 10.1002/jmri.23725

Heverhagen, J.T et al. - Does the application of gadolinium-DTPA have an impact on magnetic resonance phase contrast velocity measurements? Results from an in vitro study - European Journal of Radiology, Volume 44, Issue 1, 65 - 69

Joachim Lotz, Christian Meier, , Andreas Leppert and Michael Galanski, Cardiovascular Flow Measurement with Phase-Contrast MR Imaging: Basic Facts and Implementation, Radiographics 2002, Volume Number 22, Pages 651 – 671

Leiner, T., Ho, K. Y. J.A.M., Nelemans, P. J., de Haan, M. W. and van Engelshoven, J. M.A. (2000), Three-dimensional contrast-enhanced moving-bed infusion-tracking (MoBI-track) peripheral MR angiography with flexible choice of imaging parameters for each field of view. J. Magn. Reson. Imaging, 11: 368–377. doi: 10.1002/(SICI)1522-2586(200004)11:4<368::AID-JMRI4>3.0.CO;2-5

Liu, C.-Y., Bley, T. A., Wieben, O., Brittain, J. H. and Reeder, S. B. (2010), Flow-independent T2-prepared inversion recovery black-blood MR imaging. J. Magn. Reson. Imaging, 31: 248–254. doi: 10.1002/jmri.21986

Marzella, L., Blank, M., Gelperin, K. and Johann-Liang, R. (2007), Safety risks with gadolinium-based contrast agents. J. Magn. Reson. Imaging, 26: 816. doi: 10.1002/jmri.21021

Miyazaki, M. and Akahane, M. (2012), Non-contrast enhanced MR angiography: Established techniques. J. Magn. Reson. Imaging, 35: 1–19. doi: 10.1002/jmri.22789

Morelli, J. N., Gerdes, C. M., Schmitt, P., Ai, T., Saettele, M. R., Runge, V. M. and Attenberger, U. I. (2013), Technical considerations in MR angiography: An image-based guide. J. Magn. Reson. Imaging, 37: 1326–1341. doi: 10.1002/jmri.24174

Miyazaki M, Lee VS. Nonenhanced MR angiography. Radiology 2008;248:20–43. DOI: dx.doi.org/10.1148/radiol.2481071497

Michael P Hartung, Thomas M Grist and Christopher J François, Magnetic resonance angiography: current status and future directions, Journal of Cardiovascular Magnetic Resonance 2011, 13:19 doi:10.1186/1532-429X-13-19

Markl, M., Frydrychowicz, A., Kozerke, S., Hope, M. and Wieben, O. (2012), 4D flow MRI. J. Magn. Reson. Imaging, 36: 1015–1036. doi: 10.1002/jmri.23632

Miyazaki, M. and Akahane, M. (2012), Non-contrast enhanced MR angiography: Established techniques. J. Magn. Reson. Imaging, 35: 1–19. doi: 10.1002/jmri.22789

Morelli, J. N., Gerdes, C. M., Schmitt, P., Ai, T., Saettele, M. R., Runge, V. M. and Attenberger, U. I. (2013), Technical considerations in MR angiography: An image-based guide. J. Magn. Reson. Imaging, 37: 1326–1341. doi: 10.1002/jmri.24174

Mostardi, P. M., Young, P. M., McKusick, M. A. and Riederer, S. J. (2012), High temporal and spatial resolution imaging of peripheral vascular malformations. J. Magn. Reson. Imaging, 36: 933–942. doi: 10.1002/jmri.23714

Peter D. Gatehouse, Jennifer Keegan, Lindsey A. Crowe, Sharmeen Masood, Raad H. Mohiaddin, Karl-Friedrich Kreitner and David N. Firmin - Applications of Phase-Contrast Flow and Velocity Imaging in Cardiovascular MRI - European Radiology Journal, 2005, Volume 15, pages 2172 – 2184

Petrice M. Mostardi, James F. Glockner, Phillip M. Young, Stephen J. Riederer. Contrast-enhanced MR Angiography of the Abdomen with Highly Accelerated Acquisition Techniques, Radiology, 2011, Vol.261: 587-597, 10.1148/radiol.11110242

Ruehm SG, Zimny K, Debatin JF. Direct contrast-enhanced 3D MR venography. Eur Radiol. 2001;11:102–112.

Satoru Morita, Ai Masukawa, Kazufumi Suzuki, Masami Hirata, Shinya Kojima, and Eiko Ueno, Unenhanced MR Angiography: Techniques and Clinical Applications in Patients with Chronic Kidney Disease , RadioGraphics 2011 31:2 , E13
E33 DOI: http://dx.doi.org/10.1148/rg.312105075

Shilpa Pandey, Michael Hakky, Ellie Kwak, Hernan Jara, Carl A. Geyer, Sami H. Erbay, Application of Basic Principles of Physics to Head and Neck MR Angiography: Troubleshooting for Artifacts, RadioGraphics, 2013, Vol.33: E113-E123, 10.1148/rg.333125148

Shetty, A. N., Bis, K. G., Vrachliotis, T. G., Kirsch, M., Shirkhoda, A. and Ellwood, R. (1998), Contrast-enhanced 3D MRA with centric ordering in k space: A preliminary clinical experience in imaging the abdominal aorta and renal and peripheral arterial vasculature. J. Magn. Reson. Imaging, 8: 603–615. doi: 10.1002/jmri.1880080314

Thomson, L. K., Thomson, P. C., Kingsmore, D. B., Blessing, K., Daly, C. D., Cowper, S. E. and Roditi, G. H. (2014), Diagnosing nephrogenic systemic fibrosis in the post-FDA restriction era. J. Magn. Reson. Imaging. doi: 10.1002/jmri.24664

Willinek, W. A., Hadizadeh, D. R., von Falkenhausen, M., Urbach, H., Hoogeveen, R., Schild, H. H. and Gieseke, J. (2008), 4D time-resolved MR angiography with keyhole (4D-TRAK): More than 60 times accelerated MRA using a combination of CENTRA, keyhole, and SENSE at 3.0T. J. Magn. Reson. Imaging, 27: 1455–1460. doi: 10.1002/jmri.21354

Wheaton, A. J. and Miyazaki, M. (2012), Non-contrast enhanced MR angiography: Physical principles. J. Magn. Reson. Imaging, 36: 286–304. doi: 10.1002/jmri.23641

Wu, E. X., Hui, E. S. and Cheung, J. S. (2007), TOF-MRA using multi-oblique-stack acquisition (MOSA). J. Magn. Reson. Imaging, 26: 432–436. doi: 10.1002/jmri.20954

Wu, Y., Kecskemeti, S. R., Johnson, K., Wang, K., Rowley, H., Wieben, O., Mistretta, C. and Turski, P. (2011), HYPR TOF: Time-resolved contrast-enhanced intracranial mr angiography using time-of-flight as the spatial constraint. J. Magn. Reson. Imaging, 33: 719–723. doi: 10.1002/jmri.22461

Ye, Y., Hu, J., Wu, D. and Haacke, E. M. (2013), Noncontrast-enhanced magnetic resonance angiography and venography imaging with enhanced angiography. J. Magn. Reson. Imaging, 38: 1539–1548. doi: 10.1002/jmri.24128

Wheaton, A. J. and Miyazaki, M. (2012), Non-contrast enhanced MR angiography: Physical principles. J. Magn. Reson. Imaging, 36: 286–304. doi: 10.1002/jmri.23641

Zhang, H., Maki, J. H. and Prince, M. R. (2007), 3D contrast-enhanced MR angiography. J. Magn. Reson. Imaging, 25: 13–25. doi: 10.1002/jmri.20767

Copyright © 2017 Andrea Forneris
All rights reserved.

ISBN: **1974031411**
ISBN-13: **978-1974031412**

AITASIT Learning Project

www.ingramcontent.com/pod-product-compliance
Lightning Source LLC
Chambersburg PA
CBHW040231220526
45473CB00001B/202